ハゲを着こなす

〜悩みを武器にして人生を変える方法〜

松本圭司

WAVE出版

おことわり

本書で使用する「ハゲ薄毛」という言葉は、男性型脱毛症（AGA）によって生じるものに限定しています。本書は、筆者自身が長年感じていた「ハゲ薄毛」による悩みを解決するための方法を提示したものです。したがって、他の原因によって生じる脱毛の症状を指すものではなく、それによって抱かれる悩みについては、現在研究中であり、本書では触れられておりません。

ハゲを着こなす 悩みを武器にして人生を変える方法▼目次

▶▶▶ CHAPTER 1

あの日、髪を切って、人生の舵が切れた

▶▶▶ CHAPTER 2

「ハゲ薄毛は女性にモテない」という都市伝説

CHAPTER 3

薄毛男性が変わるとき

CHAPTER 4

タイミングは自分次第

▶▶▶ CHAPTER 5

悩みを武器にする具体的な方法

ハゲを着こなすポイント

CHAPTER 6

ぼくらは「カルヴォ」を目指す

カバーデザイン 武田夕子
イラスト 並河一則
校正 小倉優子

はじめに

書店に並ぶ多くの本の中から、この本を手に取っていただき、本当にありがとうございます。

この本を手にされたあなたは、ご自身の頭髪について多少気にされている方なのではないでしょうか。もしくは、頭髪に悩んでいる旦那様、彼氏、友人が周囲にいらっしゃるのでしょうか。

本書は以下４つのいずれかのタイプに該当する方に読んでもらいたいと思っています。

❶ 薄毛の悩みに疲れ切っており、カミングアウトしたいがそのきっかけがない

❷ できれば薄毛は隠し通したいと思いながらも、そういう自分の気持ちに葛藤がある

❸今現在、薄毛ではないが、将来に備えて心構えをしておきたい
❹周囲にいる家族・恋人・友人の薄毛男性を温かく応援したい

本書を読み進めていく中で徐々に気が付くでしょうが、「ハゲ」や「薄毛」をはじめとしたコンプレックス問題は、極めて社会性の強いテーマです。本人の意識・行動が変わっても、世の中全体の意識が変わらないことには、根本的に何も変わらないという、時間がかかる問題です。

これまでながらく日本では、暗黙のうちに、ハゲや薄毛は「隠す」「増毛する」「育毛する」ことが「正しい」とされる文化が醸成されてきたように思います。多くのカツラメーカーがゴールデンタイムにテレビCMを流し、「ハゲは隠すべき、薄い髪は増やすべき」と言い続けてきた経緯があるのではないかと感じています。

このせいか、日本においてはハゲ薄毛に対するプラスのイメージが少ない、というより、むしろないに等しかったのではないでしょうか。そのため、薄毛に悩む男性は、髪を失う過程の中で自信を失って閉じこもるか、なんとかごまかそうとしたあげく、結果として「ハゲ散らかしてしまう」パターンも少なからずあったように思います。

一方、欧米各国では、薄毛は日本ほどネガティブにはとらえられていません。むしろ「薄毛はセクシーである」というポジティブなイメージを持たれている国も存在します。

申し遅れました。私、「株式会社カルヴォ」の代表を務めております、松本圭司と申します。弊社は、日本におけるハゲ薄毛に対する価値観を変えるべく、2016年8月に設立されました、非常に真面目な会社です。社名「カルヴォ」＝〝calvo〟とはスペイン語・イタリア語で「ハゲ薄毛」という意味です。

海外諸国で、カルヴォ（ハゲ薄毛）な男性達が堂々と街を闊歩しているように、日本にも同様な文化を根付かせたいという想いでつけました。ですので、和訳しますと弊社の社名は「株式会社ハゲ薄毛」ということになります（笑）。

私は、日本でこれまで「正しい」とされてきた、この「隠す」「増やす」という選択肢に加え、「魅せる」という第3の選択肢を積極的に提案することで、男性のより豊かなライフスタイルを実現する活動を展開しています。私たちの定義では、「カルヴォ」とは「**ハゲ薄毛を活かし、魅せることを通じて自分らしいライフスタイルを楽しんでいる人**」のことを指します。

これまでのファッションに関する書籍や雑誌には、〝薄毛男性をカッコよくすること〟にフォーカスを当てたものはありませんでした。また、男性誌に、薄毛の日本人モデルが登場することもほとんどありません。「外見をよくすれば成功できる」として、服の選び方や見せ方を紹介した書籍も増えています。ですが、人の印象が頭の先から足元までの全体で決まるのにもかかわらず、その多くは首から下の話に偏っていて、ハゲ薄毛に悩む男性の「全身の魅せ方」について参考になるものは、まだほとんどないのです。

本文にも登場しますが、日本における成人男性薄毛率は26％を超え、その割合はアジアNo.１、人数にして約１３００万人も存在すると言われています。つまり、少なくとも成人男性の４人に１人は薄毛であり、決して珍しいことでもなんでもないのです。

一方で、これまで「正しい」とされてきた「頭皮を隠す」こと、「髪の毛を増やす」ということトレンドにも変化の兆しを感じます。薄毛を隠そうとし続けていた俳優がカミングアウトしてスキンヘッドになったり、お笑い芸人がハゲ薄毛であることをむしろネタにして明るく振る舞うことで、人気者になったりするのを見ていると、日本にも本格的なダイバーシティ（多様性）の風を感じることもあります。

実際、街を歩いてみると、20年ほど前にはあまり見かけることのなかった、スーツ姿でキマっているスキンヘッドの男性や、雑誌『ＬＥＯＮ（レオン）』から出てきたような、オシャレな薄毛のシニア男性を見かけて思わず振り返ってしまうこともあります。

本書では、私自身はもちろんのこと、私がインタビューを行った薄毛男性達の実体験に基づいて、ハゲ薄毛とはどういうものなのかについて、可笑しくも、生々しく迫ります。

また、欧米人とは異なる日本人薄毛男性の特徴を踏まえた上で、具体的にカッコよく魅せるノウハウについても紹介していきます。このノウハウを実践することで、清潔感溢れる「カルヴォ」になり、今までふさぎ込んでいた自分がウソだったかのように、明るい世界を感じて欲しいと思います。そして、そのような人が増えることで、日本における薄毛に対する空気を、少しでも明るくすることができるのではないかと信じています。

本書は、私が２０１２年春から２０１３年秋まで在学していた、神戸大学大学院経営学研究科専門職大学院（社会人ＭＢＡプログラム）の中で行われた、コンプレックスビジネスの研究成果をきっかけとし、これまでに得られた知見をまとめたものです。

ぜひ、本書を読み終えた後には、ハゲ・薄毛に悩むご本人はもちろんのこと、周囲の方々にも、「ハゲ・薄毛」に明るい未来を感じてもらえることができれば、この上なく嬉しく思います。

それではカルヴァの世界へようこそ！

平成30年4月

株式会社カルヴァ代表取締役　松本圭司

▶▶▶ CHAPTER 1

あの日、髪を切って、人生の舵が切れた

人生が曇天から晴天へ

5年前のゴールデンウィーク明けの気持ちの良い季節のことです。今でもその日のことは鮮明に覚えています。その日の、しかも夜のわずか1時間のうちに起きたことは、私にとって衝撃的なことでした。

その日は、当時勤務していた会社からほど近いメンズ専用美容院で、ひと月半に一度カットしてもらう日でした。

私の薄毛は進行し、少なくなった髪の向こうに、頭皮が見えている状態が何年も続いていました。それはいわゆる「スダレ頭」です。その美容院には2年ほど通っており、カットを担当してくれている男性美容師とはプライベートも含め、かなり深いコミュニケーションができる関係になっていました。

普段は、「今日はどうされますか？」と言われるまで、どんな髪型にするかを考えることもなく、反射的に「いつもと同じで」と答えてしまう私でしたが、この日は、絶対にそうは言うまい…と固い決意を持ってお店に向かっていました。

私が薄毛を自他共に認めるようになったのは、20代後半のころです。髪を増やせなくても、なんとか現状維持はしたい。そういう思いで、ありったけの時間とお金と努力を注いできましたが、約10年近く続けた育毛に対する根性・熱意に限界を感じ始めていました。

そして、育毛という戦い、そして薄毛を隠す戦いから引退することに決めていたのです。

夏になれば、噴き出す汗のせいで少ない髪が束になり、いっそう頭皮が目立ちます。そうなれば、みすぼらしい自分の姿を、否応なしに毎日トイレの鏡で見せつけられることになるので、その前にこの髪をなんとかしてしまいたいと思っていました。

そんな気合の入った状況で美容院に到着しましたが、やはりそこは10年以上も薄毛を隠してきた人生。どのようなオーダーをしたら良いのかイマイチ分かりませんでした。そこで、「とりあえず短くしてみてください！」とお願いをしたところ、その顔なじみの美容師さんから「いいんですね？」と私に意思確認を求められました。短くすると一体どうなるのかは想像もつきませんでしたが、とにかく「スダレ頭」から抜け出したかった私は「はい！」と勢いに任せてカットをお願いしました。

ハサミを入れられる寸前、唐突に思い立ち、美容師さんに「私のビフォアーの写真を撮ってください」とスマホを手渡し、顔正面と頭頂部の写真を撮影してもらいました。その日のカットの持つ意味だけは、自分自身で理解できていたかのようです。

すると、返してもらったスマホには、見るに堪えないほど情けない姿の「ザ・オジさん」が映っていました。正面からの姿は、辛うじて広いおでこを隠している様に見えても、頭頂部の頭皮の透け具合は想像していた以上にひどいものでした。思わず「うわっ！」と声を上げたことを覚えています。

ですので、椅子に戻って勢いよくハサミを入れられた時には、カットの仕上がりに、不安よりも期待を膨らませながら、鏡に映る自分の変化を楽しんでいました。

そしてわずか30分後――、鏡の向こう側には、これまで出会ったことのない自分の姿が映し出されていたのです。美容師さんに撮影してもらったアフターの写真に驚いたのは、居合わせた他の美容師たちでもなく、私自身でした。

〈筆者　カット前・カット後　実際の写真〉

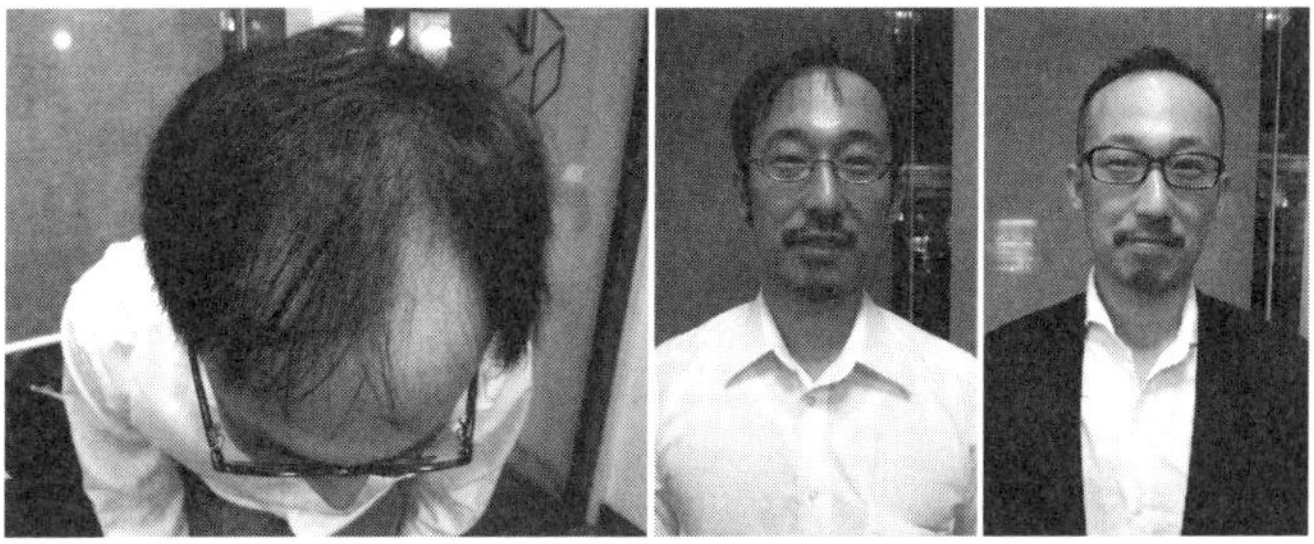

頭頂部（カット前）　正面（カット前）　正面（カット後）

僕のコンプレックス

私は物心ついたころから、「おでこが広くて賢そうやね」と言われていましたが、まさか将来ハゲるとは思わず、単純に褒められているんだと思っていました。

私が当時住んでいた神戸市の公立中学校では、男子生徒に丸刈りを強制していたため、生え際がどこなのかがお互いに分かるような状況でした。

私の生え際が、誰の目から見ても高い位置にあるせいで、同級生からは「お前、将来絶対ハゲるわ」と言われ続けた時期もありました。多感な時期である中学生のころにそう言われたこともあってか、常に心の片隅に「ひょっとしたら、オレはハゲるかもしれない」という不安を抱えることになりました。

そして大学生になったころからは、親からの仕送りやアルバイトで稼いだお金を使って、ドラッグストアやコンビニで育毛剤を購入し、それを風呂上がりに頭に噴射するようなことは始めていました。そういう意味ではかなり頭髪に対して「意識高い系」の部類に入っていたことは間違いありません。

社会人になってからは、学生時代以上に「脱毛を防ぎ、育毛に励まねばならない」と、これまで以上に育毛剤を頭に振りかけていました。当時通い始めた美容院では、厚労省未認可の育毛剤が米国から並行輸入されていると聞き、新卒の給料にしては贅沢な育毛剤を入手して、頭皮にジャブジャブつけ始めました。するとほどなくして副作用があったのか、頭髪がどんどん細くなる現象に見舞われたので、慌てて使用を中止したこともありました。

髪が目立って少なくなってきたのは、20代も中盤に入ってからです。それまでは、極端に少ないようなこともありませんでしたが、20代後半からは明らかに髪が少なくなってきました。

職場の先輩から、薄毛をネタにいじられるようになったのもこの頃です。中学生の頃にネタにされていたことが、ついに現実のものになる時の恐怖と言いますか、絶望感は半端ないものでした。しかし、まだこの頃は脱毛にトコトン抵抗しており、最終的には勝利を収められると固く信じていました。

30代に入り、周囲の人達に薄毛であることを気付かれ、いじられるようになってからは、必要以上に自意識過剰になっていきました。そんな中、私の性格を一変させる出来事が起こります。

30代に入った頃は、ちょうどSNSが流行り始めた時期で、学生時代の古い縁がSNSを通じて復活するなんてこともありました。10年も20年も疎遠になっていた人から、突然連絡が来るということが、普通に起きていたのです。

そんな中、当時SNSで絶対的なポジションを誇っていた「ミクシィ」を通じて、それほど親しくもない高校時代の同級生の女性から友達申請がありました。彼女の申請を承認したところ、私のプロフィール写真を見たのか、露骨に「髪どないしたん？」とメッセージで指摘されたのです。

親しくもない人から突然髪のことを指摘されたので、大きな衝撃を受けたのだと思います。私は必要以上に凹み、傷付き、彼女とそれ以上のメッセージを交換をする気がなくなりました。もちろん彼女に悪気はなかったと思います。ですが、この事をきっかけに、元々自分の良さでもあった積極性は失われ、明らかに内向的な性格に変化していきました。古い友人と会う場に行きたくても、昔とは変わってしまった自分の姿をどう思われるかを考えると憂鬱になり、別件があるという理由をつけては行かなくなりました。当時は、写真にも映りたくないという気持ちが強かったため、カメラを向けられることを執拗に嫌がっていたのを覚えています。

一生、こんなことを続けなくてはいけないのだろうか？

薄毛が加速し、なにかと第三者から薄毛について指摘されるようなったのが30代前半です。その頃からは、育毛サロンに通うようにもなっていましたが、ある時ふと「髪が豊かな人はしなくてもよいのに、自分は隠す・増やすといった行為を、この先一生続けていかなければならないのだろうか…？」と思い始めるようになりました。

無意識のうちに少なくなった髪で頭皮を隠そうとしたり、汗で髪が束になって余計に目立つ薄毛を不安そうに鏡越しに見ていたり…。だんだん卑屈になっていく自分となんとか決別したいという思いから、「自意識過剰なのだろう」「気にしないでおこう」と決意します。が、そう思った矢先に周囲からハゲネタでからかわれて、また気になりだす——。こんなことを何度も繰り返してきた、10年以上の薄毛人生でした。

もちろん、悩みの渦中にいる間は、ハゲ薄毛というコンプレックスを「隠す」ことだけしか考えていません。隠し続けるというのは、ありのままの自分を受け容れられない、認められないということでもあり、非常に苦しく辛いものでした。

薄毛が進行していく中で「隠そう、増やそう」と思い努力する一方、「ますます卑屈になっていく自分をなんとかしたい」という葛藤もまた感じていたので、自分のハゲ薄毛問題とどのように向き合えばよいのかわからず、一人で悩む時期が続きました。

どんなに手を尽くしても髪が昔のように豊かになるわけではなく、隠せば隠すほどみっともなくなります。ですが、ほとんど八方塞がりの状態に陥った時、どうしたらいいのかを教えてくれる情報が、私には見当たりませんでした。

もちろん、世の中にはカッコいいモデルが掲載されている男性ファッション誌が多くあります。ですが、そこに載っているモデル達の多くは、外国人か、ほぼ例外なく髪が豊かな日本人男性です。そのようなモデル達の装いも参考にならないとは言いませんが、「ハゲ薄毛男性がするべき身だしなみとは何か」について、知る材料がもっと身近にあれば良かったと思います。そうであれば、ハゲ薄毛を「隠す→増やす→効果がない→からかわれる→また隠す」という負のスパイラルに陥らずに済んだのではないか——今となってはそう思うのです。

散らかしからの脱却

5年前の初夏、それまで、隠すこと・増やすことしか手段がないと思い込んでいた私は、清水の舞台から飛び降りる気持ちで、思い切って髪を短くしました。

ビフォアーアフターの写真の通り、外見が大きく変わりましたが、見た目以上に大きく変わったのは自分に対する自信でした。薄毛を指摘されたあの日から、元来の積極性を失い、どちらかといえば「引き気味」で物事に取り組むように変わっていった私ですが、髪を切った翌日、職場で生まれ変わった私を見た先輩や同僚からは「すごくいい」と言ってもらえ、その時、久しぶりに自分自身を肯定できる感覚を味わいました。

この日以降、髪を伸ばして頭を隠そうと思うことは二度となくなりましたし、ありのままの自分自身を認め受け容れることができるようになり、人生を心から楽しめるようになりました。この出来事は、まるで曇り空の間に明るい光が差し込んだような体験でした。

それから私は、ハゲ薄毛に悩んでいる他の男性にも、この清々しい気持ちを体験してもらうことはできないだろうか？　と、真剣に考え始めました。ほんの少し勇気を持って、外見を変えることに踏み出せば、皆さんにも違う世界を感じてもらえるはずだと強く信じていたのです。ですので〝薄毛を魅せる〟という考え方と、具体的な方法を研究して、広く伝えたいと考えるようになりました。

▸▸▸ CHAPTER 2

「ハゲ薄毛は女性にモテない」という都市伝説

全国には、1300～1500万人のハゲ同志が存在する

日本には、薄毛に悩む成人男性が1300万人、あるいは1500万人いるとも言われています。この人数がどのくらいかと言いますと、カンボジアの総人口（約1500万人）と肩を並べるくらいの規模になります。

世界レベルで見てみましょう。某カツラメーカーがずいぶん前（2009年）に行った、世界主要国の成人男性薄毛率ランキングという調査結果を公表しています。それによりますと、薄毛率世界第1位はチェコ、2位はスペイン、3位はドイツ、4位はフランスと軒並み欧州各国が続き、日本は世界14位の薄毛率約26％という結果が出ています。世界14位ということで、それほど多くはないのか…と勘違いしてしまいがちですが、これはアジアでは堂々の№1を誇っています。

ちなみに、その某カツラメーカーでは、1982年から2009年まで不定期にこの調査が実施されていたようです。その間、日本の成人男性薄毛率は、上昇する一方で、一度も下がることはありませんでした。調査開始年の1982年は約16％だったのが、1990年代中盤では20％を超え、2000年代に入ると25％を突破します。その後の増加率は穏やかですが、男性薄毛率は右肩上がりに増えてきています。

薄毛の人が増え続ける原因としては、ストレスの過多や、食文化の多様化に

【ハゲ薄毛世界ランキング（21カ国・地域、男性）】

順位	国・地域名（都市名）	薄毛率	薄毛人口	薄毛率・対日本比
1	チェコ（プラハ）	42.79%	158万人	1.60倍
2	スペイン（マドリッド）	42.60%	650万人	1.59倍
3	ドイツ（フランクフルト）	41.24%	1,263万人	1.54倍
4	フランス（パリ）	39.10%	787万人	1.46倍
5	アメリカ（NY/LA/シカゴ）	39.04%	4,027万人	1.46倍
6	イタリア（ミラノ）	39.01%	874万人	1.46倍
7	ポーランド（ワルシャワ）	38.84%	505万人	1.45倍
8	オランダ（アムステルダム）	37.93%	216万人	1.42倍
9	カナダ（モントリオール）	37.42%	441万人	1.40倍
10	イギリス（ロンドン）	36.03%	760万人	1.35倍
11	ロシア（モスクワ）	33.29%	1,623万人	1.24倍
12	オーストラリア（シドニー）	30.39%	208万人	1.13倍
13	メキシコ（メキシコシティ）	28.28%	811万人	1.06倍
14	日本（東京）	26.78%	1,293万人	−
15	中国（香港）	24.68%	61万人	0.92倍
16	シンガポール（シンガポール）	24.06%	41万人	0.90倍
17	タイ（バンコク）	23.53%	476万人	0.88倍
18	マレーシア（クアラルンプール）	22.76%	152万人	0.85倍
19	台湾（台北）	22.59%	175万人	0.84倍
20	韓国（ソウル）	22.37%	337万人	0.84倍
21	中国（上海）	19.04%	8,876万人	0.71倍

□欧州及び豪州　□北中米　□アジア　21カ国・地域全体の平均値 ……32.13%

出典：2009年某カツラメーカー調査結果より

日本人成人男子薄毛率推移と将来予測

・日本における成人薄毛率は右肩上がりで、今や成人男性の4人に1人以上がハゲ薄毛
・ストレスの過多、食の多文化による乱れ等、今後も増加し続ける可能性アリ

【日本男性薄毛率の推移予測】

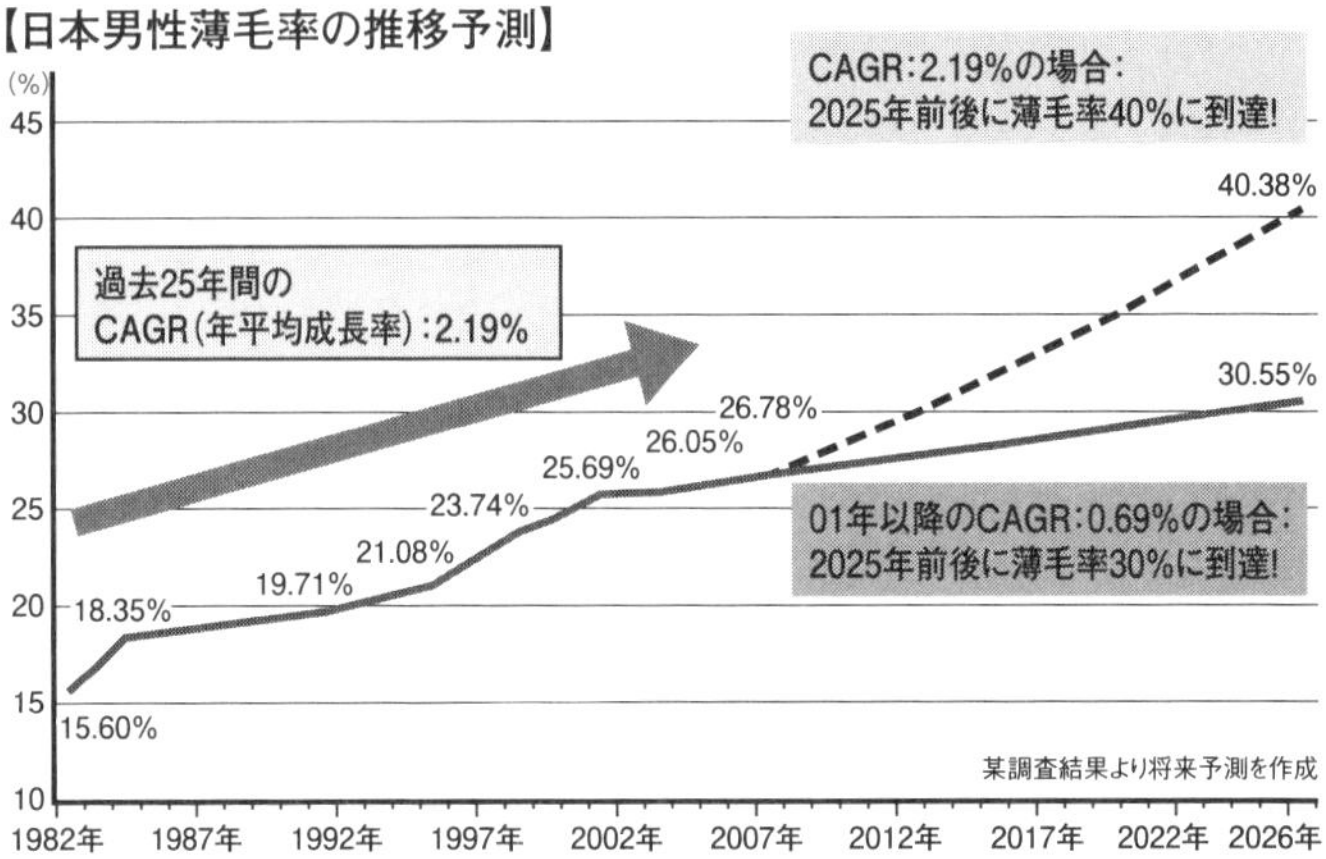

よる食事の乱れ等が考えられます。今の日本が急激にストレスフリーな社会に転換したり、和食偏重になるとは考えにくいので、このまま薄毛の人口は増加していくのでしょう。

それにしても、これだけ多くの男性が同じ「薄毛」という症状であるのにも関わらず、あっけらかんとその事実を受け容れることができる人がいる一方、その事実を認めたくないと苦しむ人もいます。特に男性の場合は、「恥ずかしい」という感情を女性以上に表に出しません。そういう感情を表に出すのは男らしくない

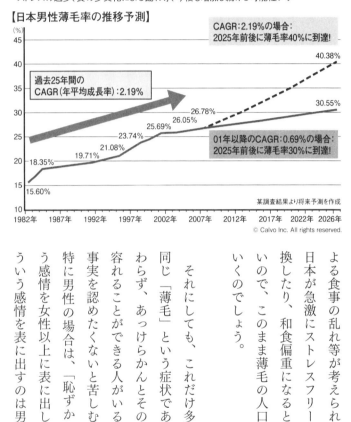

ということで、一人で悩み、時には辛い苦しみを感じることがあるようです。

しかし、考えてみると、既に成人男性の1300～1500万人（つまり4人に1人）が薄毛です。確かに欧州各国に比べると、割合的には少ないかもしれません。ただ、4人に1人も薄毛がいるということは、特別騒ぎ立てられたり、からかわれるほど珍しく、可笑しい存在ではありません。そのことを、まずは皆さんに知ってもらいたいと思います。

女性の73%が「ハゲは似合えばOK」と思っている

世の中には薄毛専門の仲人さんや、薄毛好きの女性も存在しています。女性たちにヒアリングをしていると分かることですが、ハゲ薄毛男性は決して万人受けするわけではありませんが、支持する層が確実にいることも分かっています。おおむね、女性たちは「ハゲ薄毛も、似合っていればOK」と思っているようです。

２０１６年11月、私たちは独自に「女性視点でのハゲ薄毛の男性に対する意識調査」（n＝３６２）というアンケート調査を実施しました。その結果からも、女性のみなさんは、「ハゲ薄毛をネガティブに捉えているわけではない」ことが明らかになりました。

回答してくれた女性達にインセンティブを用意したわけではありませんでしたが、調査のために作成したウェブサイトのＵＲＬはものすごい勢いで拡散され、３日間であっという間に３６２人もの女性から回答が集まりました。この「ハゲ薄毛」というテーマに対しては、女性からも関心が強いことがうかがえます。

さて、ここで、結果の中からいくつか興味深かった項目を紹介します。

▽「あなたはハゲ薄毛男性は好きですか？」

この質問に対しては、約73％の女性が「似合っていれば好き」と回答しています。「大好き」「まあまあ好き」と合わせれば、75％以上の女性がハゲ薄毛に対して好意的だと言っていることが分かりました。一般的に男性側で信じられている、「ハゲ薄毛になるとモテなくなる」というのは単なる「都市伝説」だと言えそうです。ハゲていても似合っていれば恋愛対象になりえる、というのは大きな発見ではないでしょうか。

しかし、女性のいう「似合っていれば好き」とは一体どういうことなのでしょうか。どうすれば薄毛が似合うようになるのか、これについては非常に重要なポイントですので、第5章を中心に詳しくお話しします。

▽「30代、40代のハゲ薄毛の男性を見たときに『どちらかと言えば許せる』のは次のうちのどちらですか?」

この質問には、9割近くの女性が「ハゲ薄毛を堂々と見せている」方が、「何らかの方法で隠している」よりも好ましいと答えています。

さらに、「あなたは、少ない髪に執着せず、短髪あるいはスキンヘッドにしている男性の姿勢に好感を持てますか?」という質問もぶつけてみました。これに対しても9割近くの女性が「残った髪に執着することなく、短髪もしくはスキンヘッドにするのを好む」という結果となりました。

▽「30代・40代男性と交際する際、次のうち「イヤ」なものはどれですか?当てはまるものをすべてお選び下さい（複数回答可）」

次に他の特徴と比べてみます。複数回答可として嫌な特徴をすべてあげてもらいました。すると、意外にも「ハゲ薄毛」は「白髪」に次いで下から2番目となっており、決定的にNGな特徴ではないことが分かりました。むしろ「キツめの体臭・口臭」「話題がつまらない」「上から目線」など、「におい（臭い）系」・「コミュニケーション系」のマイナスな特徴の方が、嫌がられる傾向にあるようです。

そして最後に、「ハゲ薄毛の男性に対する印象」について自由にコメントする欄を設けたところ、次のような、女性からの率直な意見やアイディアが並びました。

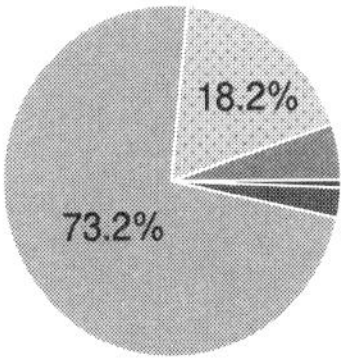

Q. あなたはハゲ・薄毛の男性は好きですか?

・「似合っていれば好き」と回答された割合が約73%
・「大好き」、「まあまあ好き」と合わせれば、3/4以上の女性がハゲ薄毛に対して好意的と言える

● 大好き ● まあまあ好き ● 似合っていれば好き
● あまり好きでない ● 嫌い

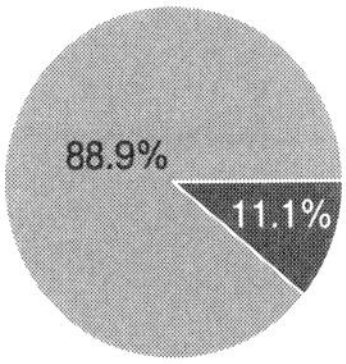

Q.30代、40代のハゲ・薄毛の男性を見たときに「どちらかと言えば許せる」のは次のうちのどちらですか?

・9割近い女性が、ハゲ薄毛を隠すよりも、見せることを好む傾向に

● ハゲ・薄毛を何らかの方法で隠している
● ハゲ・薄毛を堂々と見せている

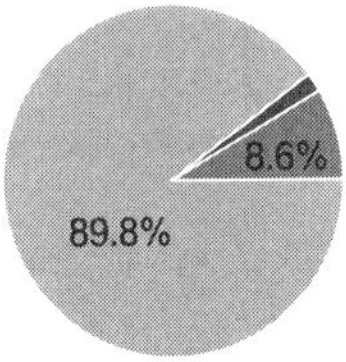

Q.あなたは、少ない髪に執着せず、短髪あるいはスキンヘッドにしている男性の姿勢に好感を持てますか?

・9割近い女性が、残った髪に執着せずに、短髪かスキンヘッドにする方を好む結果に

● はい ● いいえ ● どちらでもない

Q.30代・40代男性と交際する際、次のうち「イヤ」なものはどれですか? 当てはまるものをすべてお選び下さい(複数回答可)

・「ハゲ・薄毛」は決定的なNG要因ではない
・むしろ、「臭い系」「コミュニケーション系」の課題を解決するほうが先決

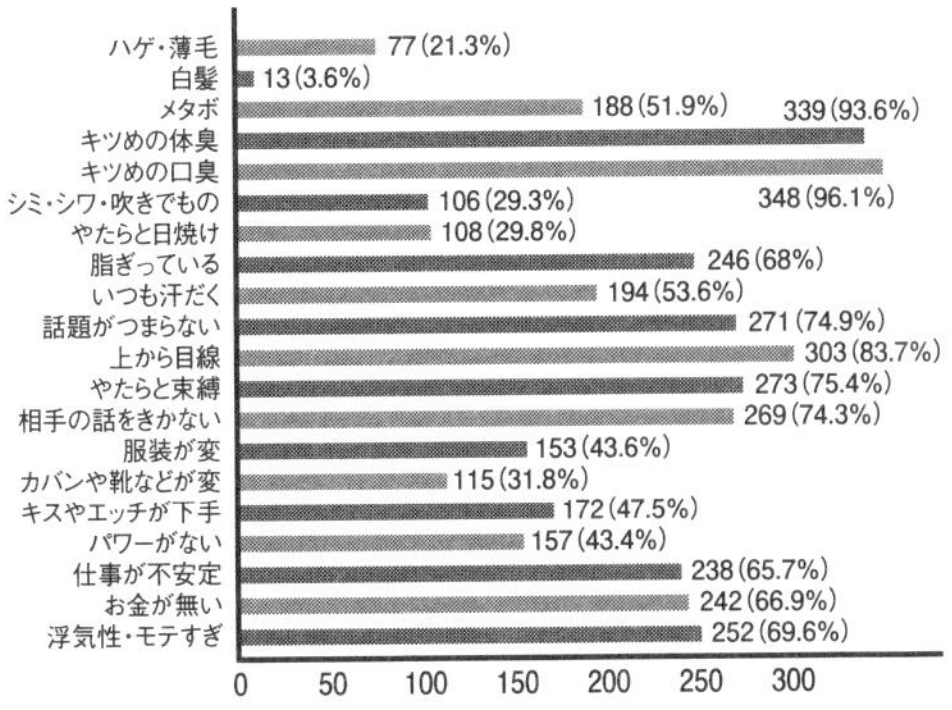

出典:2016年11月(株)カルヴォ実施「女性視点でのハゲ・薄毛の男性に対する意識調査」アンケート結果より

【女性からの意見（フリー回答）】

◆変に隠す方が変。個性としてオシャレな短髪にすれば気にならないし不快ではない。気にして隠す人は服装の清潔感などもない気がする。

◆多少の努力はして欲しいが、薄毛になってしまうのは仕方ないので、ちゃんと受け止めて、それも含めたお洒落をして欲しい。

◆薄毛でもフサフサでも、全く関係ない。その人が前向きで輝いていれば十分恋愛対象になる。無理に隠そうとしている方が、かなりのマイナスイメージ。ハゲ薄毛ウエルカム!!

◆ハゲ薄毛で、清潔感がなく脂ぎっている人はどうしてもだめです。アンケートでは、恋愛対象にも結婚対象にもならない、と回答しましたが、スキンヘッドなら対象にすると思います。変にハゲ薄毛を隠そうとする髪形より、スキンヘッドの方が潔さ、清潔感を感じます。

◆日本人は自己、周囲ともにハゲを卑下し過ぎだと思います。似合っていれば（清潔感があれば）ハゲは何の恥でもないと思うし、自分が気にするほど周囲も気にしないと思う。一部のハゲの人達がカツラやバーコードスタイルなど変にハゲを隠そうとするから余計に世間から嘲笑の対象となり、ハゲを恥だと思う気持ちが増大するのかと思います。例えば不潔なロン毛に嫌気を感じるのと同じく、不潔なハゲには嫌気を感じます。ショーン・コネリーがカッコ悪いか？ハゲでもダンディだと思います。日本も社会全体で脱ハゲ卑下、脱ハゲ恥に取り組む時代ではないかと考えます。

◆自分に自信を持っている方、自分の魅力を理解している方なら、ハゲ薄毛であることを感じさせない、あるいは逆にそれが魅力にさえなる。隠そうとしたり、うまく合っていないカツラをかぶったりするのは、ご自身に自信がない方なのかな、外見でなく中身で勝負できないのかなと思ってしまいます。

…と大変勇気づけられる言葉が並ぶ一方、こんな厳しい意見もありましたので、ここで赤裸々に紹介します。

◆友人であれば、自分は全然気にしませんというスタンスですが、いざ恋愛一歩手前になった時に、薄毛やハゲでやめたことが2度ありました。頭では理解していても本能が拒否する「本音と建前」なんだと思いました。

◆年寄りに見える。顔がカッコよくてもブサイクにみえる。バーコードが一番許せない。

◆ハゲより前髪が目にかかるような長髪の方が嫌悪感を覚える。

◆隠すなら分からないように隠す、隠さないなら堂々としてほしい。中途半端なスタイルだけは対応に困るので避けて頂けると幸いです。

このように、多くの女性は「清潔感のないハゲ薄毛は受け付けられない」、あるいは「変に隠すのはおかしい」としながらも、「スキンヘッドなら許せる」「薄毛であってもオシャレであれば容認できる」と思っていることが分かります。

もちろん、出会ったタイミングではハゲ薄毛でない方が良いという意見もありますし、薄毛だから恋愛関係に進むことを踏みとどまったという声もあります。

この女性たちのアンケート結果と声からいえることは、薄毛を隠している、あるいは隠していると取られかねない見た目や仕草をしている男性が好かれることはまずない、ということです。隠している「外見」自体が不潔に見える、また隠している「行動」が自信なさそうに見えるということで、女性たちは、外見と内面の両方を評価しているからだろうと思われます。

薄毛に悩み始める男性の多くは、髪が失われることで「モテなくなるのでは…」という恐怖を感じるかもしれません。その恐怖のあまり、反射的に隠す・増やすという行動をとってしまい、余計に女性達からの好感度が下がってしまう――そんな負のスパイラルが起きやすいのは、女性が男性の薄毛に対して持つ認識と、男性が男性の薄毛に対して持つ認識が「非対称」であるからと言えそうです。

もちろん、1／4の女性が、ハゲ薄毛男性をアレルギー的に受け付けないと回答していましたが、このようにハゲ薄毛男性をなんてことないと抵抗なく受け容れることのできる女性の方が、多数派であることを知っておいて損はありません。

見えざる外見差別　真のダイバーシティに向けて

昨今、日本においてもダイバーシティ（＝多様性）という言葉が定着しつつあるように思います。

企業などの組織では、個人や集団間に存在する様々な違いを生かすために、既存の文化や制度を変革しようというムーブメントも起きています。これは元はといえば、「多様性」が企業の売り上げや発展に貢献し、競争力の源泉となるという考えに基づいているのだと思われます。

そもそもダイバーシティとはどういう定義なのでしょうか?

〝ダイバーシティとは…「多様性」のことです。性別や国籍、年齢などにかかわりなく、多様な個性が力を発揮し、共存できる社会のことをダイバーシティ社会といいます。(出典:内閣府男女共同参画局関係用語)〟

ダイバーシティの考え方が、急速に日本人の間に浸透してきた原因ですが、各々の「違い」こそが強みになる、ということに人々が気付き始めたからではないでしょうか。もちろん誰もがうすうす気付いていたことだと思いますが、お互いの違いを認め、受け容れようという空気が、ようやく醸成されてきている現れではないかと感じています。

「ハゲ」や「薄毛」も、髪の有無や濃い・薄いといった個性、つまりそれぞれの外見の「違い」に過ぎません。

ところでここ数年、ハゲ薄毛を無条件に否定するのではなく、ポジティブに捉えることをコンテンツとした書籍も数多く書店に並ぶようになりました。

・『HAIR DESIGN BOOK』（京阪神エルマガジン社）
・『なぜグリーン車にはハゲが多いのか』（佐藤明男　幻冬舎新書）
・『なぜ世界でいま、「ハゲ」がクールなのか』（福本容子　講談社+α新書）

従来、ハゲ薄毛はどちらかといえば「ネガティブなもの」だという、一方的な価値観しかありませんでしたが、ハゲ薄毛も一つの個性・特徴としてとらえようという動きのひとつなのではないかと思っています。

以前は、「デブ」と呼ばれ、決してポジティブにはとらえられていなかった太めな女性を、「ぽっちゃり女子」と呼び、その概念が一般的になってきたことで、彼女たちに「かわいい」という見方が付加されました。そのように、ハゲ薄毛にも、新しい価値観が定着していくのではと考えています。

そうなれば、これからも引き続き、このような薄毛をポジティブにとらえたコンテンツが世に送り出されていくのではないでしょうか。

「恥の4象限」と「ハゲの4象限」

ハゲ薄毛がもたらす影響は、何だと思いますか？ 私は、大きく分けて2つあると考えています。

1つ目は（あくまで「人によっては」という前提条件がつきますが）、本人の意思に反してハゲ薄毛になってしまうことで、自信を喪失する場合があること。そして2つ目は、周囲にいる人達が薄毛男性に対してどのように接すれば良いのか困惑したり、不適切な対応をする場合があることです。この問題は、両方まとめて説明した方がイメージしやすいと思いますので、あわせてお話しします。

私がこれまで行ってきた、薄毛の方へのヒアリングの中で気が付いたことの一つですが、薄毛に悩んだ人は、薄毛が進行することで、どんどん自信を喪失し、髪を失ったことをまるでこの世の終わりかのように思い悩みます。そして、自信を失ったことで、髪以外のことにまでその影響が及んでしまうことがあるのです。例えば、彼女ができないのは髪が無いからだ、仕事で評価されないのは髪が無いからだ、等々がこれに当たります。すべての悩みの要因を「薄毛」に帰結させることで、薄毛自体を悪者にし、結果として自己否定につながっていく「思考のネガティブスパイラル」に陥ってしまうことがあります。

それにしても、なぜハゲ薄毛が本人にとって嫌な現象で、できれば避けたいことだと思うのでしょうか。

そこには「恥ずかしい」という「恥」の感情が複雑に絡み合っています。

私も、ハゲ薄毛によってネガティブ思考に陥っていた人のひとりです。ちょうど30代最後の歳になる２０１２年がその頃です。この頃、神戸大学大学院経営学研究科専門職大学院（社会人ＭＢＡプログラム）に入学し、働きながら学ぶ学生同士でチームを組み、自由

【「恥」・「偏見」を解放する仕掛けの3ステップ】
（神戸大学社会人MBAプログラムでのプロジェクト研究で得られた知見）

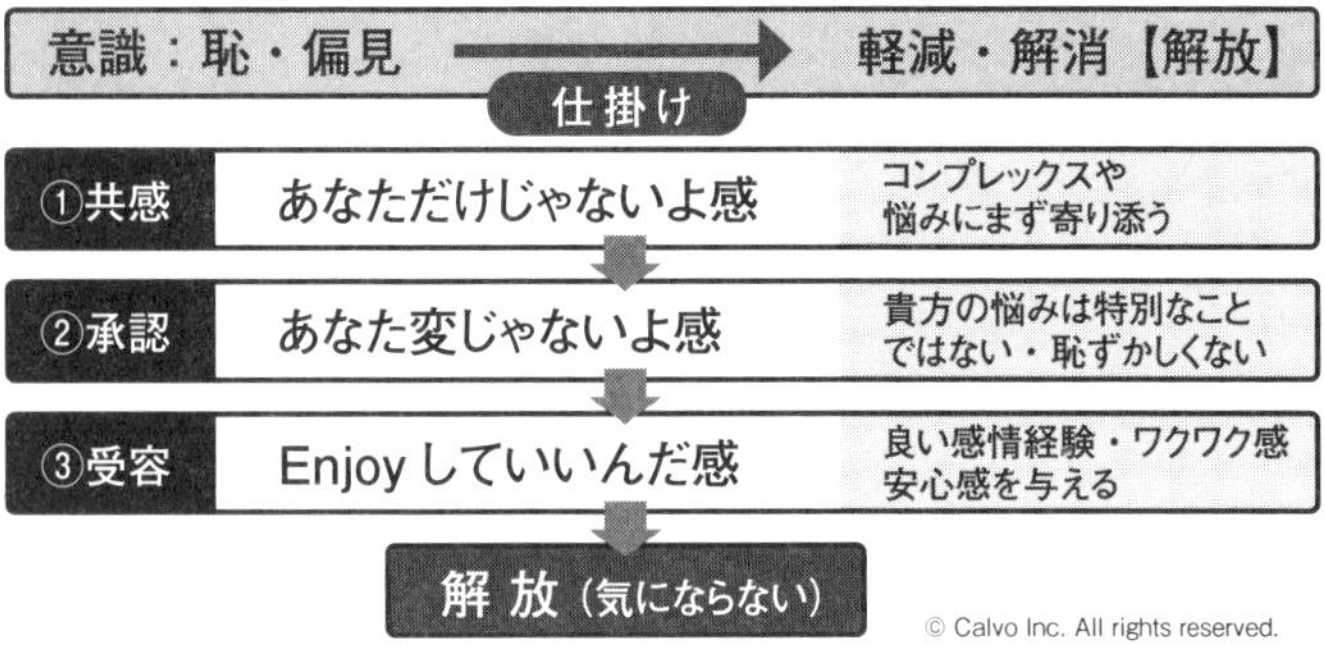

にテーマを設定、調査・検証するプロジェクト研究を始めました。

私は入学以前から、自分自身のハゲ薄毛問題を、従来の「隠す・増やす」という方法以外で、なんとか解決したいという強い思いがありました。そのため、チームメンバーと相談した上で、ハゲ薄毛と同様、世の中で一般的に「恥」だといわれる事柄を「活かす」アプローチで既にビジネスを行っているケースについて分析を行いました。結果、私たちのチームは全学で最優秀賞を受賞することができました。

私たちがその研究を通じて得られた知見としては、

研究対象となったビジネスのいずれもが、「共感」「承認」「受容」の３つのステップをもっている、ということでした。

コンプレックス問題というのは、本人たちが感じている「恥ずかしい」という感情、そして周囲の「偏見」から成り立っています。その双方を解放するためには、「共感」「承認」「受容」のステップが必要だということなのです。

頭皮が目立ってきているのにもかかわらず、少なくなった髪で頭皮を隠そうとする男性がどうして存在するのか。はたまた、既に禿げ上がっているのに、カツラを装着しようとする男性がどうしているのか。

それは「ハゲ薄毛はカッコ悪い」と本人も感じており、周囲の人たちも同じようにそう思っているからに他なりません。

ここで、「恥の４象限」を紹介します。横軸には「自分は変だと思う、自分は受け容れている」という本人側の感情を、縦軸に「周りは変だと思う、周りは受け容れている」という周囲の人達の感情をとった図になります。

それでは、それぞれの象限について説明します。

❶自分は変だと思う×周りも変だと思う

これは、皆さんも経験したことがあるかもしれません。何かの拍子に道端でつまずいてしまい、思わず周りの人たちに見られてはいないかと、気恥ずかしい思いをするケースです。自分も相手も、少し気まずい感じです。

【恥の４象限】

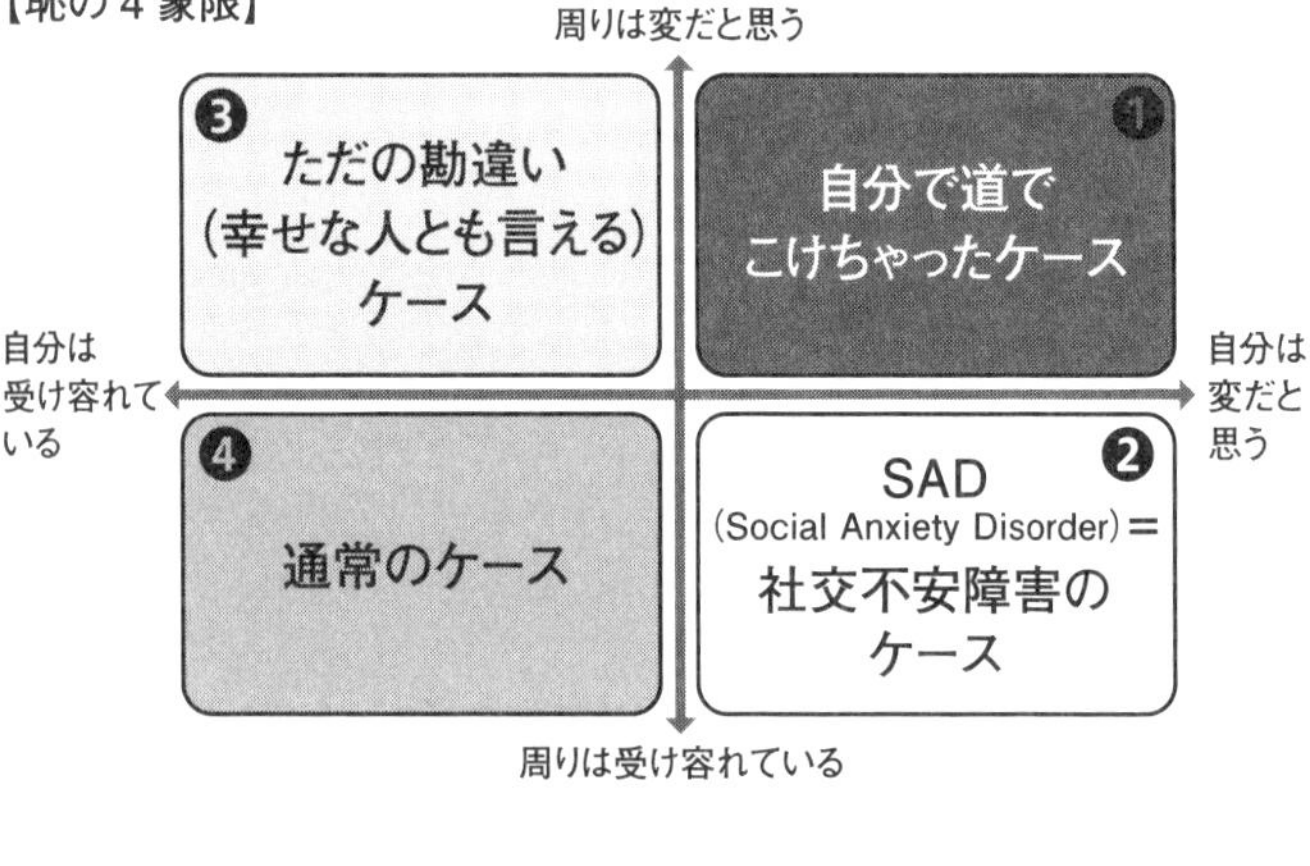

❷ 自分は変だと思う×周りは受け容れている

よく巷で言われる「自意識過剰」と指摘されるケースです。周りはさほど気にしていないのに、本人は必要以上に「自分は変なのではないか…」と心配し、そわそわして落ち着かない状況です。社会不安障害（ＳＡＤ＝Social Anxiety Disorder）と呼ばれるケースもあります。

❸ 自分は受け容れている×周りは変だと思う

これは俗にいう「空気が読めない」人が陥りがちなケースです。本人自身が自分を受け容れている点においては、ある意味幸せな人ともいえます。しかし、周囲の人達が変だと思っている以上、全体の空気感としては心地よい状態ではありません。結果として本人が周囲から「浮く」、あるいは距離を置かれてしまうこともあります。

❹自分は受け容れている×周りも受け容れている

これが薄毛本人にとっては最も理想的な状況だといえます。本人自身が薄毛であることを受け容れており、さらに、周囲の人達もそのことを変だと思わず、双方ともに受け容れられているので、ニュートラルな状態が維持されています。

「恥」という感情は本人だけの問題だけではなく、周囲の人達がどのように感じているか？ということも、非常に重要な観点なのです。

ですので、本項の冒頭に紹介した、ハゲ薄毛が及ぼす２つの大きな影響――「本人の意思に反して自信を喪失すること」、そして「周囲にいる人たちの、薄毛当事者に対しての不適切な対応と困惑」は、まるでコインの裏表の様な不可分な関係なのです。

次に、この「恥（コンプレックス）」に対して本人が取っていく行動…すなわち「恥への対処行動」について説明したいと思います。恥への対処行動としては大きく２つあります。

❶情動焦点型（気晴らし、ポジティブ思考）
❷問題焦点型（解決策の実行）

❶の「情動焦点型」は、ストレス要因がもたらす不快な感情を軽減するため、気晴らしをしたり、物事のいい側面を見るようにするアプローチです。この対処行動の前提となるのは、解決が困難または不可能である問題に直面している時です。ハゲ薄毛本人が、ハゲ薄毛であることを恥ずかしいと思うばかりに、誰にも会わない、あるいは「カツラ」をつけるなどするのは、この「情動焦点型」の行動に入ります。

一方、❷の「問題焦点型」は、ストレスを引き起こす状況を問題としてとらえ、それに対して最善と思われる解決策を実行することで、状況そのものを変えようとするアプローチです。

ハゲ薄毛問題に関して言えば、その行動（現象）を Ⓐ本人が変だと思わなくする、Ⓑ周りに変と思わなくさせる、両方の取り組みが必要だと考えます。これには、その行動（現象）が一般的であるという認識をさせる長期的な取り組みが必要になるでしょう。

但し、「情動焦点型」であれ「問題焦点型」であれ、「キレる」という行動については注意が必要です。周囲の人たちが、ハゲ薄毛男性に対して「これくらいなら大丈夫だろう」と思って、「からかい」や「おちょくり」をエスカレートさせることがありますが、この時にキレてしまうと、本人にとっても周囲にとってもマイナスにしかなりません。本人の本意ではなかったとしても、結果として、本人が一番取ってはいけない対処行動になってしまうのは、なんとも皮肉です。残念ながら、このような心ない言動に遭遇した場合は、自分の怒りを制御するか、怒りの原因となる人を遠ざけるというのが、今のところ考えられる適切な行動です。

では、「恥の4象限」と「恥の対処行動」を踏まえて、「恥の4象限」ならぬ「ハゲの4象限」に置き換えてみます。ハゲ薄毛本人と、周囲の人たちとの関係を、より深く考えてみることができます。

A 自分は変だと思う×周りも変だと思う

これは、ハゲ薄毛に悩む本人が自分のことを「イケていない」と感じていることに加え、誰が見てもその人のハゲ薄毛が魅力的だとは思えていないケースです。

また、「隠そうとしてはいるが、薄毛を隠し切れていない」ということを、本人自身が分かっていて、さらに、周囲の人達の誰からも見ても「隠せていない・誤魔化せていない」ケースも、ここに該当します。この場合、隠す行為自体が無意味なのに、どうして隠そうとしているのか？という矛盾も生まれます。

【ハゲの４象限】

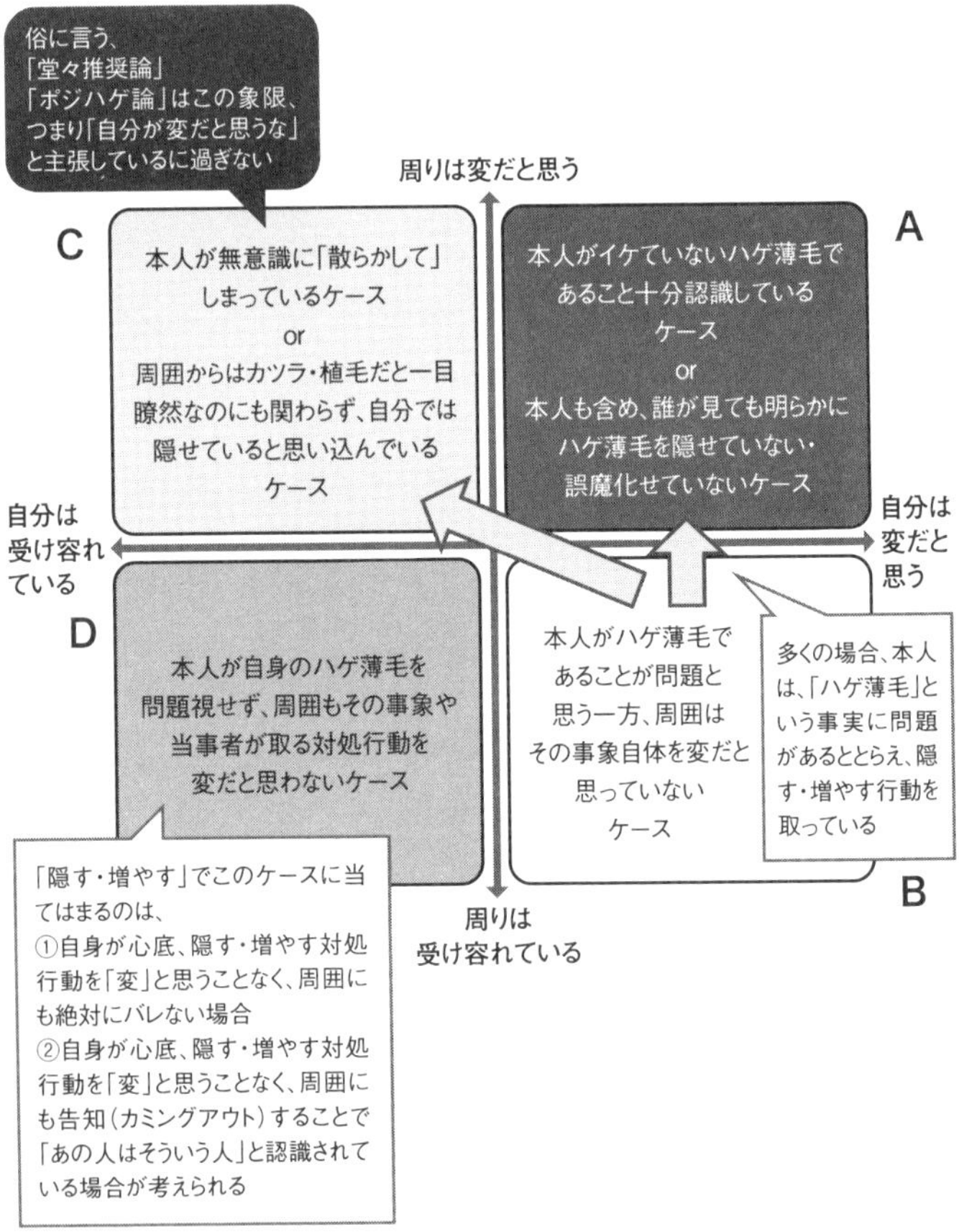

俗に言う、「堂々推奨論」「ポジハゲ論」はこの象限、つまり「自分が変だと思うな」と主張しているに過ぎない
周りは変だと思う
C
本人が無意識に「散らかして」しまっているケース or 周囲からはカツラ・植毛だと一目瞭然なのにも関わらず、自分では隠せていると思い込んでいるケース
A
本人がイケていないハゲ薄毛であること十分認識しているケース or 本人も含め、誰が見ても明らかにハゲ薄毛を隠せていない・誤魔化せていないケース
自分は受け容れている
自分は変だと思う
D
本人が自身のハゲ薄毛を問題視せず、周囲もその事象や当事者が取る対処行動を変だと思わないケース
本人がハゲ薄毛であることが問題と思う一方、周囲はその事象自体を変だと思っていないケース
多くの場合、本人は、「ハゲ薄毛」という事実に問題があるととらえ、隠す・増やす行動を取っている
B
「隠す・増やす」でこのケースに当てはまるのは、
①自身が心底、隠す・増やす対処行動を「変」と思うことなく、周囲にも絶対にバレない場合
②自身が心底、隠す・増やす対処行動を「変」と思うことなく、周囲にも告知（カミングアウト）することで「あの人はそういう人」と認識されている場合が考えられる
周りは受け容れている

B　自分は変だと思う×周りは受け容れている

本人は薄毛であることを問題だと認識しているのに、周囲は特段変だと思っていないケースです。本人が気にするあまり、必要以上に髪をいじって、頭皮を隠そうとしているのにもかかわらず、周りは何とも思っていません。

C　自分は受け容れている×周りは変だと思う

誰が見ても違和感をもつカツラ・植毛をしているのに、自分では「上手く隠せている」と思い込んでいるケースです。この場合、周囲からは触れるに触れられない話題になってしまい、かえって気を遣わせてしまっていることになります。

D　自分は受け容れている×周りも受け容れている

本人にとっても、周囲にとっても、最も理想的な状況といえます。本人が自身のハゲ薄毛を問題視せず、周囲も、ハゲていること自体や、本人が取っている対処行動を変だと思わないケースです。仮に、本人が「隠す・増やす」行動を取っている場合でも、本人自身がその行動を「変」だと思っておらず、周囲にもバレていない場合も、「お互いに受け容れている」という意味では、ここに当てはまるといえます。

さらにもうひとつのケースとして「カツラをかぶっている」事実を、周囲にカミングアウトすることで、自分の行動を正当化している場合があります。この場合、「自分は変だと思わない」そして周囲の人達も「彼はカツラをアクセサリーのように常用しているのだ」と受け容れている状況を作り出していることになります。プロ将棋棋士の佐藤紳哉七段は、テレビ番組の中で突然カツラを取ることがありますが、あの行動は視聴者もある意味「期待している（受け容れている）」ので、この象限に入っていると考えられます。

通常、ハゲ薄毛の男性は、自身が薄毛であることを恥ずかしいと思っています。普通は、カツラや植毛といった「ツール」を使用して薄毛を隠そうとするはずです。なので、カミングアウトするには、相当の覚悟と勇気が必要で、カミングアウトして周囲に受け容れてもらっているというのは、大変喜ばしいことだと思います。

ハゲ薄毛に悩む男性の多くは、「隠す・増やす」といった手段をとることで、相手に不自然な印象を与えています。「隠す・増やす」行為が不自然だと思われる以上、本来であれば、Dの「自分は受け容れている×周りも受け容れている」象限を目指しているつもりが、逆にAの「自分は変だと思う×周りも変だと思う」、もしくはCの「自分は受け容れている×周りは変だと思う」の方向に向かってしまっているのです。

「隠す・増やす」のアプローチで、Dの象限に向かう方法としては、自分がカツラをつけていることも忘れてしまうくらい、そして周りから「絶対に気付かれない」くらい、自然に隠せているか、増やすことが必要です。もしくは、自分が違和感なく装着しているカツラについて、どこかのタイミングで周囲に知らせる、知られる必要があるのです。

コンプレックスがコンプレックスでなくなる唯一の方法は、「恥の4象限」のうちDの象限――「自分は受け容れている×周りも受け容れている」状況を作り出すことしかありません。しかしながら、コンプレックスに対する対処行動の多くは、「情動焦点型」アプローチ、すなわちコンプレックスを引き起こす問題そのものをどうこうするよりも、目を背けたり、隠すという行動になりがちです。

ただ残念なことに、この情動焦点型アプローチ（目を背ける・隠す）を取る本人は、上手く問題に対処できていると思う一方、周囲の人達は、大体それを「変だ」と思っています。そこが、本人と周囲の間に生まれる「認識ギャップ」なのです。

多くの薄毛男性は「ハゲ薄毛であること」を問題視し、それに対して「隠す・増やす」対策にいそしみ、なんとかやり過ごそうとしています。そして、場合によっては、志半ばで「ハゲ散らかす」という結末を迎えることが多いのではないでしょうか。つまり、「周りから変だと思われること」を積極的に行ってしまっているのです。

株式会社カルヴォでは、〝コンプレックスに寄り添う〟ことを通じて、薄毛本人はもちろんのこと、周囲の人たちも含めて、居心地の良い社会、文化を創りたいというスタンスで男性のハゲ薄毛問題にかかわっています。現段階で、もっとも薄毛男性が解放される道に近い「問題焦点型」の対応――「薄毛をカッコよく魅せること」でアプローチすることを目指しています。

「ポジハゲ論」「堂々推奨論」では解決にならない

外野、特に女性側の意見には「ハゲ薄毛自体が問題ではなく、ハゲ薄毛を隠す・増やそうとする態度が嫌い。もっと堂々としていたらいいのに」というものを多く見かけます。

このような「ハゲ薄毛でも堂々としたらいい」といった『堂々推奨論』（私が勝手に名付けました笑）や、「ポジティブでいればいいんだよ」といった『ポジティブハゲ論』、略して『ポジハゲ論』というのが昔から存在しています。堂々推奨論は主に女性側から発せられることが多く、ポジハゲ論は、「昔薄毛で悩んでいたものの、何らかのきっかけでカミングアウトした男性」から発せられることが多いように思います。

カミングアウトを成し遂げた男性たちの中には、過去に自分が薄毛であったことを笑い飛ばし、まるで先輩面をしながら「スキンヘッドになったら世の中が変わって見えたよ、みんなハゲをポジティブに捉えよう！」と、ハゲ薄毛の後輩たちをハゲますべくポジハゲ論を振りかざす人も存在します。

ハゲ薄毛問題が、本人だけの心の問題ならば、実にことは簡単です。本人が「オレもハゲをポジティブに捉えよう！」と思い、実践すれば済む話です。

しかし、「堂々推奨論」「ポジハゲ論」は、どちらも「自分が変であると思う必要はない」と主張しているに過ぎず、恥の4象限で見ると、ハゲ薄毛男性本人「のみ」の視点でしか考えられていません。これは、周囲の目線を一切無視した、かなり強引な論ではないでしょうか。両論共に、乱暴な言い方をすれば「周囲の人たちがどう思おうと、堂々と前向きで居りゃいいんだよ」と聞こえなくもないわけです。

本人がいくら「堂々としていればいい」「ポジティブでいればいい」と思っていても、周りが「このハゲ！」と一言ぶっ放したら、どんなに堂々としている男性も秒殺されます。

そこまでのダメージでなくとも、ある程度ひるんだり、少々怒りを我慢した態度に変わることでしょう。それほどまでにこの「ハゲ！」という一言は、薄毛男性にとってキラーワードなのです。

にもかかわらず、「ハゲ」という言葉がこれほど鋭く男性を傷付けるものだということを、周囲の人たちが理解できていない――これが、この問題の根深さともいえます。発言する側は、深く考えていないのかもしれません。しかし、「ハゲ」と言われた男性側は、どんなに堂々としていたとしても、内心で「本当はなりたくてなったわけではない」と思っています。「手が打てるならそうしたさ」という声も聞こえてきそうです。

したがって、本人の態度だけの修正を求めた『堂々推奨論』や『ポジハゲ論』が片手落ちであることは明らかです。コンプレックスが解消された状態（「恥の4象限」でいうDの象限）になるためには、周囲の人たちが「薄毛のことを変だと思っていないよ」ということが、何らかの形で本人に伝わらなくてはいけません。

このように、このハゲ薄毛問題は、本人のみならず周囲の人たちの感情も含めて、多くの人たちが絡まりあった、極めて社会性の強いイシューなのです。

▸▸▸ CHAPTER 3

薄毛男性が変わるとき

本書を書くにあたって、ハゲ薄毛の方々へインタビューを重ねてきました。その中で分かってきたことは、「周囲の人たちのかかわり方」次第で、当人のとらえ方やコンプレックスの解放の仕方が随分と異なることでした。ここでは実在する方のエピソードをいくつか紹介したいと思います。それぞれのエピソードを通じて、どのようにハゲ薄毛と向き合い、どう感じてきたのか。そして、周囲の人たちとの関係性がどう変わっていったのかについて、注目してみてください。

藤平さんの場合　—結婚式前日、スキンヘッドに—

藤平誠さん（42歳）、現在、広告代理店に勤務する、良き夫でありパパです。

藤平さんはどのようなことがきっかけでハゲ薄毛問題に直面することになったのでしょうか。

私の場合、父方、母方の祖父共々、黒々とした頭髪であった家系に生まれながら、父がマンガに描いたようなツルっぱげだったため、幼少期からある程度薄毛になるだろうという覚悟はしていました。ご多分に漏れず、親、親戚からは「将来ハゲる」「いや、デコが広いだけ」「意外と母親に似ているからハゲない」などと、なんの慰めにもならないことを言われながら育ちました。案の定、既に中学校入学の頃には「妙にデコが広い」というハゲる前兆を見せ始め、お洒落に目覚め始める頃には、生え際を気にしながらヘアスタイルを整えていた記憶があります。ただ、ハゲの特徴として、サイドの髪の毛は異様に多いんですよね。ドライヤーで押さえて押さえて、やっと収まるという。その割に上部の髪の毛はコシが無かったです。

既に10代の頃から薄毛の片鱗を見せ、自分で薄毛であることを自覚し、なんとか髪を整える努力を重ねていた藤平さんですが、20代に差し掛かったころにはさらに具体的なアクションに移っていきます。

20歳の浪人時代には、もう「ハゲの仲間」に片足を突っ込んでいましたね。ヘッドホンをつけると、そのアーム部分に分け目が押さえつけられ、外すと薄くなり始めた分け目がくっきり露出します。手鏡で後頭部を確認すると、うっすらつむじ部分が薄くなってきていました。私は当時センター分けでしたが、確実にハゲは進み、頭頂部はうっすら、分け目もうっすら、前髪も半ば短冊に近い状態、でもまだ自分では「大丈夫！バレてない！」とか思ってましたね（笑）。今から思えば、100％バレてました。

この頃から帽子をかぶるようになり、風の強い地下鉄のホームでは風の流動方向を計算して、柱の陰に隠れ、流行の服からも目を背け、ポケットには常にコンパクトブラシを携帯するようになりました。当然親しい友人の前でもヘアスタイルを隠すようになって、女性の前などではそれ以上に「あくまでファッションで帽子をかぶっています！」という空気感を出すようになりました。

その当時は、今ほどインターネットや、SNSなどが盛んではなかったので、基本当時の4大メディアからの情報しかありませんでした。私は、何か解決策を探していたのですが、テレビ・ラジオなどは、「ハゲ」に対して笑いの対象か、蔑み、同情の対象としての発信がほとんどでしたので、情報を探せば探すほど凹《へこ》んだのを覚えています…。

「人生、終わったな…」と、悲嘆に暮れていた藤平さんですが、まだ20代ということで女性に対しての関心と行動力だけは収まることを知らなかったようです。

個人的な経験値でしかありませんが、世の中には、ハゲていることになにもネガティブな価値観を持っていない女性が、10人に2人くらいは存在していて、初婚の相手がまさにそんな女性でした。

そのお相手は、藤平さんが薄毛であることを全く気にしていなかったようですが、いよいよお相手のご両親に結婚の挨拶に行くことになった時、ふと考えるきっかけを得ます。

当時私が26歳。当然、彼女は私の髪のことは分かっています。結婚しようとなりましたが、彼女の実家に挨拶に行く時ですら帽子をかぶっていました。彼女のご両親が登場しても、帽子を脱がず、今思えば「失礼極まりない男を連れてきた」とご両親は思われていたのではないでしょうか。

同時に藤平さんはこんなことも感じていたようです。

このまま、オレの人生は、頭を隠しながらコソコソと生きていくんかな…。

公の場…このあいだのご両親への挨拶のような場がこれからいくつあるか…、その度に帽子をかぶって出ていくんかな。

その当時はトイレというトイレを見つける度に入り、ポケットのコンパクトブラシで薄くなっている部分の〝補修〟にいそしんでいました。仕事もプライベートも、どちらかというと前へ前へ出たい性格ですが、そういう自分とは裏腹に、前に出たくても出られない自分の運命を呪い始めたのもこの頃です。

藤平さんはその当時していたアクションについても語ってくれました。

▼常にポケットにくしを入れていた

風でちょっとでも髪が動く度に、トイレに駆け込み整えていました。コーム（クシ）タイプではなく、ブラシタイプでないともはや髪を立ち上げられないレベルに達していましたので、限りなく小さく畳めるブラシを常時探していました。ポケットがなぜかいつも不自然に膨らんでいて、座るとたまにポケットから顔を出してしまい、会社の同僚に不思議な目で見られた時は、死のうと思いました。

▼夏の電車内は、天井のクーラー位置に注意

真夏など、上から殺人級の強風が吹き付けます。髪が乱れるのを恐れ、電車に乗るや否やクーラールーバーの位置を確認、ルーバーとルーバーの間の風の吹かない15㎝ほどの空

間の直下に立っていました。どれだけ混雑しても、かたくなにその場を動かない私は、周りから奇異の目で見られることもしばしばでした。

▼必ずキャップをかぶるようになる

ただし、キャップはキャップでも、後頭部付近がメッシュになっているものは、後ろからハゲが見えると考え、メッシュ部のないキャップを探し回りました。メッシュ部のないキャップは当時ほとんどありませんでした。

▼タオルを巻いて、ガテン系のキャラクターで通そうとする

今思えば本当に恥ずかしく、なぜそんな行動をとったのかも謎ですが、会社帰りのコンパ（当然コンパを避けるようになっているのですが、どうしても行かなくてはいけないコンパで）では、スーツ姿で頭にタオルを巻いていく、という完全に奇人レベルの行動をとっていました。そこまでして隠し、ただ恐ろしいのはそうしていることでまだ『バレてない…！』と思っていたことです。怖い…今考えると怖い…。

▼リアップなどの育毛剤を諦め、民間療法を探る

みかんの皮に薄毛効果があると聞き、みかんの皮で頭皮をこすっていました。頭が常時みかんの香りを漂わせるだけで、なにも効果などありません。『藤平って、みかんのコロンつけてる?』と何回聞かれたか分かりません。

▼美容院から理容室へ

おしゃれなお兄さん、お姉さんに頭を見られることも、触られることも、『おまえ、ウチに来る客ちゃうって…笑』と心の中で笑われるのが嫌で避けるようになり、何でも話せる理容室のおっさんの店に行くようになりました。ただ、そのおっさん相手でも、ハゲに関しての会話などはしたくありません。センター分けで店に行ったのに、調髪が終わった後、自然の流れ的に七三分けにされた時は逃げるように会計をし、歩きながら必死に分け目を戻したのを覚えています。

▼ファッションの限界

帽子をかぶることありきだった私は、季節が変わる度に帽子を買い、その帽子に合うアウター、パンツを選んでいました。必ず、帽子→アウターの順に買う。逆をしてしまうと、ほんとに帽子が合わないんですよね。帽子が合わないから出掛けられない…という状況にまで追い込まれていました。

ただ、結婚を控えたそんな藤平さんに、運命の転機が突然やってきます。

さあ、結婚式はどうしよう、あっという間に様々な日取りが決まり、気がつけば結婚式前日の夕方になっていました。私の頭の中は、明日いかに薄くなった頭を誤魔化すか、誤魔化せるか、そのことでいっぱいでした。タキシードの試着現場でも、私は帽子をかぶっていました。衣装屋さんの「お帽子を脱がれて、全体のイメージをご覧になっては…？」というアドバイスにも応えず、結婚式など私にとっては〝憂鬱〟なだけの儀式でした。

すると、ウジウジしている新郎の態度を見かねた妻となる彼女の一言が、「その後、今に至る私を支えてくれている」と藤平さんは言います。

なぁ、髪の毛な、バッサリ切ってきたら？　所ジョージみたいに。ちょっと茶色に染めて。人間、何か大きな出来事がある時じゃないと大きな行動は起こされへんで。このまま頭を気にする人生イヤやろ？　行っといで！　絶対似合うし、肩の荷下りると思うで。明日会社の人らも来るやん、そこで新たなあんたをお披露目しようや！

結婚式まで残り1日を切ったタイミングでの彼女の一言について、藤平さんはこう振り返ります。

もう、なんていうんでしょうね、その会話のあった時の事は詳細に覚えてないんですよ。ですが、気がつけば閉店間際の美容院に駆け込んで、「所ジョージみたいにしてください！」ってお願いしたのだけは、今でもハッキリと覚えています。

駆け込んだ美容院では藤平さんの相当な覚悟と気迫を感じ取ったようで、イケメンスタッフ二人がかりでカットしてくれたそうです。そして、カットが終わり、鏡に映った自分を見て藤平さんは、こう思ったそうです。

…似合う。オレ、カッコええやん。

そこから本当に人生が180度変わりました。それまでハゲ関係の会話すらタブーにしていましたが、自分からハゲをネタにすることで周りの反応も変わってきます。「いや、でも自分は頭のカタチがいいから全然似合ってるで」「顔のパーツが頭と合ってる」「いや、普通にカッコいいで」と。

見た目も、性格も、カミングアウトした結果、分かったことがひとつあると、藤平さんは言います。

スキンヘッドにしてみれば、意外と誰も見ていない。逆に、薄毛を撫でつけて隠している方が、興味の対象になり、嘲笑されているということです。

そして最後に、今薄毛に悩んでいる男性たちに対して、こんな言葉を贈ってくれました。

あの、曇天が一瞬で晴天になったあの日の感覚を、今ハゲ薄毛と戦っている人たちに教えてあげたいですね。

吉川さんの場合　―子どもにとって、恥ずかしくない父親であるために―

吉川翔さん、34歳。現在はM&Aプレイヤーとして活躍する日々を送っています。

親父の髪が薄かったこともあり、子ども時代から将来は薄くなると言われていましたし、自分自身もある程度覚悟はしていました。実際大学生の頃から髪の量は減りはじめてきましたが、あまり気にせずいろいろな髪型をして遊んでいましたね。

当時の写真を見ると、パーマやアシンメトリーな髪型など、とにかくお洒落で男前です。

アパレルショップの店員をしつつ、バーテンダーとしてふたつのお店を掛け持ち。ファッション雑誌のストリートスナップにもよく掲載されていました。自分で言うのもアレですけど、モテていたと思います。もちろん悩んでいなかったわけではないですよ。毎日額に手を当てて眉毛から生え際までの距離を測ったり、発毛効果があるといわれる薬を飲んだり。汗をかいたときなんかは、髪がくっついて頭皮が見えてしまうこともありました。そうした場面で友だちから指摘されるのは辛かったですね。そして、20代に入ってからは加速度的に髪の量が減ってきたので、ある日を境に髪をすべて刈り上げるようになったと言います。

結婚をして、長男が生まれてちょうど一ヶ月が経った頃、妻にバリカンを渡して「すべて刈り上げてくれ」とお願いしました。最初は驚いていましたが、よし分かったと言って綺麗に丸めてくれました。一番の動機はやっぱり子どもの存在です。僕が子どもの頃、親父は薄毛をとにかく隠そうと、残った髪を無理にセッティングしていて、幼心に薄毛であることなんかよりもずっとそれが恥ずかしかった。それに親父は髪が水に濡れるのを嫌がっていたので、一緒にプールを入った記憶もありません。それもすごく寂しかったですし、自分の子どもにはそんな思いはさせたくないなと。

「恥ずかしいのは薄毛であることじゃない。自分を認められないことだ。」そんな思いが吉川さんの言葉から随所に感じられました。ところで、突然頭を丸めたことに対する周囲の反応はどうだったのでしょうか。

最初はやっぱりみんな戸惑っていたと思います。だけど、そのうち周りも慣れて、いつの間にか自然になっていました。僕は結婚しているのであまり関係ないですが、モテる・モテないで言うと、独身だったとしたら今の方がモテているんじゃないですかね。女性に好かれるかどうかは、共感力だと思うんです。薄毛である男性は悩みやコンプレックスに人一倍敏感で、寄り添うことができます。10代、20代の女性は「とにかく見た目重視」という人もいるでしょうが、それを超えた女性からは必ず認められるはず。もちろんそれなりの人間力は必要だと思うので、薄毛対策ばかりするより、内面を磨くことに力を入れる方が近道だと思いますよ。

さすが洒落者です。恋愛に関する考えも、なるほどと頷かされることばかりでした。

吉川さんの話を聞いていて感じたのは、自己に対する圧倒的な肯定感でした。人は、誰しもすべてに満たされているわけではありません。薄毛でなかったとしても、外見や育った環境、学歴、収入、ハンディキャップなど、何かに悩んだり、コンプレックスを抱えながら暮らしています。それを認め、乗り越えられたとき、吉川さんのように明るく笑える日がやってくるのではないでしょうか。

最後に、「悩んでいた頃の自分に声をかけるとしたら、どんな言葉ですか?」という質問を投げかけてみました。吉川さんはしばらく考え込んだ後、ゆっくりと言葉を紡いでくれました。

「未来は明るいよ」ってことでしょうか。自分に対する自信や、弱い人への共感する力など、髪が減って得られることの方が多かったです。薄毛に抗《あらが》うことよりも、自分を磨くことに時間を使って欲しいですね。

吉田さんの場合 ―ある日突然思い立って―

吉田哲平さん、44歳。商工会議所で経営指導員として、大阪北部地域の中小企業の支援に東奔西走する多忙な毎日を送っています。

父親も弟もフサフサ。叔父はズルむけにハゲ。でもそれが自分に来るとは思っていなかったです。従弟に励ましの言葉をかけていたのに（笑）。大学時代の中頃に『お前ハゲるで』と言われるようになってから気にするようになってきました。で、就職して2年くらい経過するとめっちゃ他の人たちから言われるようになってきました。

枕に付く髪の量が犬並みやったんで、「あれ、今までと違う」と思うようになって、気持ちがおかしくなりました。100万円くらい注ぎ込んだと思いますが、何の成果もありませんでしたね。25歳のある日、沖縄旅行の前日に、「もうアカン！」と思って衝動的に床屋でスキンヘッドにしてもらって今に至っています。沖縄旅行から戻ってきたら、その当時の職場のトップから「ネクタイする人間がする頭じゃない」と、スキンヘッドをめっちゃ怒られました。そのとき、「このまま伸ばした落武者スタイルとスキンヘッドとどっちが良いですか？　私はこれ（スキンヘッド）で行かせてくださいい、アカンかったらまた言うてください」と言いました。結局そこから野放しだったので、このままのスタイルで来れましたけど、それくらい20年前の当時の世の中は、スキンヘッドに対する免疫が無かった時代でした。

また、ご家族との関係性においてはこのようなことがあったそうです。

社会人になり一人暮らしをするようになって、たまに実家に帰るときに両親からよそよそしい態度を感じる時がありました。決定的やったのが、２階の自室にいる時、階下で両親が自分の髪が薄くなっていることについて会話しているのが聞こえた時です。それがものすごいショックでした。「親にそんなこと心配させている、気を遣わせている…」と。その事件以降、実家に帰りにくくなりました。だけど、どうしようもない、抵抗のしようがない。坊主にして初めて実家に帰った時はビックリされましたけど。息子の姿を見てすぐに察したのか、特に「どうしたん？」とか言われることもなかったです。それから結婚が決まり、自分でも吹っ切れて実家でも話せるようになりましたが、ネタにして両親共々笑えるようになるまでには10年位かかっています。

豊田さんの場合 ―美容師なのに、自分の髪をどうすればいいのか分からなかった―

豊田康則さん、51歳の理容師です。
豊田さんも比較的若い時から薄毛に悩まされていたそうです。

20代前半くらいから髪質が変わってきて、何かそういう感じになりつつありましたよね。なんていうか、髪質がもう、固い髪の毛から柔らかい髪の毛に突然変わったみたいな…気が付いたら（笑）。だんだんと、前頭部がちょっと上がってきたので「あ、これは親の遺伝かな」と思っていました。おじいちゃんからずっと続いている感じなんですけど、兄貴はそうでもないんです。僕だけ。兄貴は普通の髪の毛でおでこも狭いし、全然違いますね。

自分で薄毛に気づいた時の気持ちについてはこのように振り返っています。

「もう好きな髪型ができないな」って思いましたね。「どうしていってていいんか…」っていう。私は元々、美容師をしていたんです。なので、なおさらそういう悩みがありました。30歳手前まで美容師をやっていたんですけど、いつまでも続けられるようにと思って、途中で理容師に変わりました。美容師の場合は女の人が相手なんで、どうしても見た目が大事だと思ったんです。

薄毛が理由で、元々就いていた職業である美容師から理容師へとキャリアチェンジを余儀なくされた豊田さんですが、実際に理容師になってからも悩みは続いていました。

やっぱり、人にスタイルを提供している側が、ハゲてたらどうなんやろ？ っていうのを感じましたね。あと、あんまり雨に当たらないように気をつけていましたね。泳いだりもできないし、海水浴とか行けない感じです。気になって。

そんな悩みが継続していた中、豊田さんは、イメージチェンジのための、ヘアカットと写真撮影を受けるイベントに参加します。その時の気持ちをこう表現されています。

サービスを受けて、ヘアスタイルをしてもらって、撮影とかしてもらって、なんていうか、その流れで、自分や内面を変えるようなきっかけができたような気がしましたね。撮影をする間に、いろんな姿勢をさせられたり、「もっと笑ってください」とか、そんなんいわれたらスターになった気分になりました。自分を変えられたきっかけになったんかなって、僕みたいな人が変われるんかなって思いますよねえ。

どういった点について自分が変わったかについては、

ハゲを気にしなくなったのが一番ですね。肩の荷が下りたっていうか…楽になりました。何をするにも楽になって、前向きに考えられるようになりましたね。

また、薄毛であることで、気持ちが無意識のうちに姿勢に現れるようになっていたとも仰っていました。

なんていうか…どうしても前かがみになったり、自分のなんか不安みたいな感じが姿勢に出ていたんですよ。ハゲを隠しているから、そういう悩みがでたのかどうか分かりませんけども。そういう気持ちがあって、だからそれが、なんていうか、姿勢を変えることによって、すごくなんか前向きになったし。自分が…なんか…カッコいいじゃないけど、そういう…あれが…カッコいい感じが…自分でいうのもあれなんですけど。なんかすごく、よかったなって改めて思いますね。

豊田さんの変わった姿をみて、周りの人たちからもこんな声をもらえたそうです。

家に帰って、身内の人から「あか抜けたねえ」って。「この髪型の方がいいよ」って言われました。自分でも「この髪型にした方がいいな」って思います。いまでもそういう髪型を目指して、整えるようにしています。

自分の外見の変化によって、理容師として豊田さんはこう思ったそうです。

「変われるんやなあ、自分でも」っていう風に思いました。これまで誰が見ても、理容師とは思われない存在だったので。今の髪型をしていれば、周りから見ても理容師だと言われるかなって…そういうことに早く気が付けばよかったなって思いましたね。同じ薄毛のお客さんが来られたら、僕と同じような気持ちに早く気付いてほしいです。以前に比べて、提案する髪型も変わってきていると思いますよ。カットの仕方がちょっと変わったかなと思っています。

最後に豊田さんから、内面の変化について語って頂きました。

すごく、体が軽くなったっていうか…重いものをしょってたのが、なくなったっていう気がします。なんかすごく前を向いて歩けているなと感じますね。頭のことに関して、何も感じなくなった…っていたら嘘になるかもしれないけど、楽になりましたね。

ここまで、薄毛に悩んできた4人の男性の、生の声を紹介しました。いずれの男性も、程度の差はありますが、薄毛であることで「自分という存在を認められない」「受け容れられない」という葛藤を感じた末、なにかしらの出来事をきっかけに吹っ切れる――というプロセスを経験しています。

4人に共通して言えることとは、薄毛であることを思い詰めたあげく、最終的には自分自身で行動を起こしたという点です。結局は、周囲の人たちから押される形ではなく、まずは自分自身でスイッチを押す勇気こそが、ハゲ薄毛を活かし、魅せることを通じて自分らしいライフスタイルを楽しむ「カルヴォ」への第一歩になると、私は考えています。

【インタビューさせて頂いた4名の男性たち】

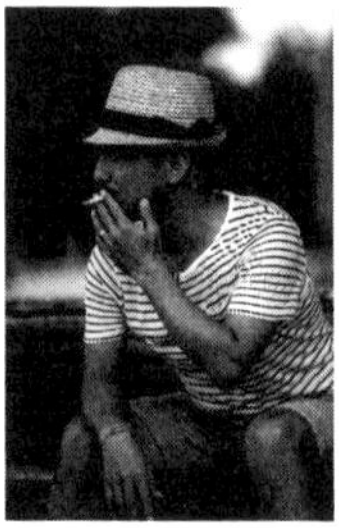

藤平誠さん

結婚式前日、美容院で髪を短く整える。それまでは薄毛の話すらタブーにしていたが髪を切ってからは、「曇天が晴天になった感覚」を実感。

吉川翔さん

若い頃から服装、髪型ともにおしゃれを楽しむ。20代のころ長男が生まれたのをきっかけに刈り上げるように。「弱い人へ共感する力など、髪が減ってから得られることの方が多かった」と語る。

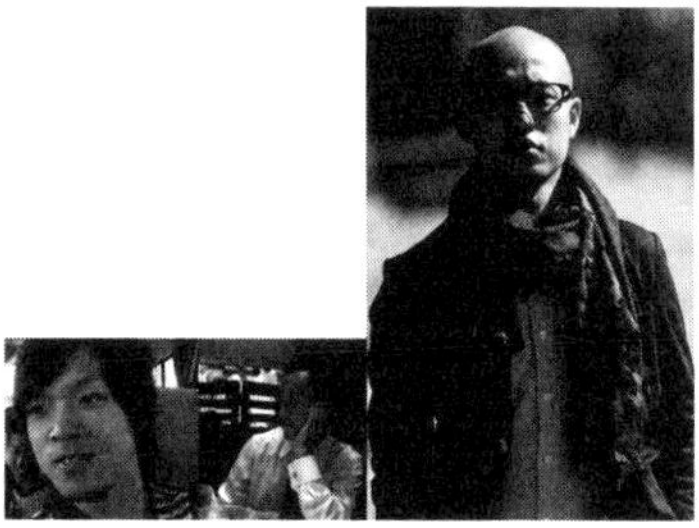

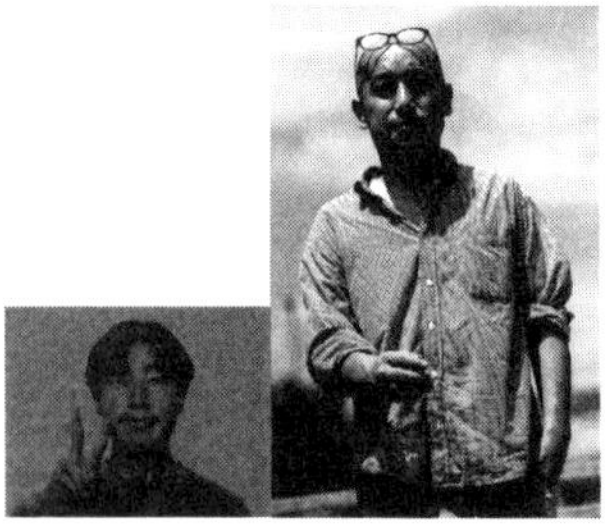

吉田哲平さん

20年前のある日、唐突に思い立ちスキンヘッドに。当時の職場では上司から苦言を呈されるも、そのままのスタイルを維持。両親に薄毛を心配させていることを気にしていたが、10年ほどかけて笑いあえる関係に。

豊田康則さん

薄毛で見た目が変わっていくことを気にして美容師から理容師に転職。長年気にしていた髪型を整えることで気持ちが楽に。「重いものをしょってたのが、なくなったっていう気がします…」

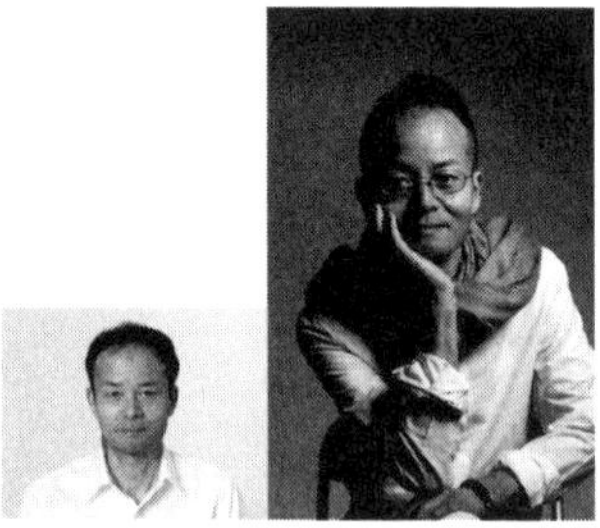

▶▶▶ CHAPTER 4

タイミングは自分次第

日本男性がカルヴォになれない2つの理由

皆様はこの本をどこで読んで下さっているでしょうか？

朝の通勤列車の中でしょうか？　それとも、昼休みにコーヒーでも飲みながら、午後に向けて英気を養っているカフェの中でしょうか？　もし今、街中でこの本を手にしているのなら、ぐるっと周りを３６０度見渡してみてください。ハゲ薄毛男性が、視界の中に入ってきましたか？

視界に入ったハゲ薄毛の男性は、あなたの目から見て、魅力的に映っていましたか？

「魅力的なハゲ薄毛男性が視界に入った」と答えた方は、相当幸運かもしれません。

というのも、私自身、「ハゲ薄毛を『魅せる』専門家」という職業柄（?）、拠点としている関西はもちろんのこと、しばしば訪れる東京や地方都市でもハゲ薄毛レーダー探知機を付けているかのように見渡していますが、思わずハッとするほどイケてるハゲ薄毛男性を目にする機会は実に少ないのです。

それにしてもなぜ、日本の街にはイケているハゲ薄毛男性がこれほどまでに少ないのでしょうか？

その要因として、日本の男社会に脈々と受け継がれた、「男は見た目じゃない、中身で勝負」という価値観があると思っています。

自分の父親、あるいは会社の上司や先輩から、外見に気を遣うと「何色気づいてるんだ」と揶揄されるような環境にいると、「見た目を良くしておかなければ」と最初は思っていても、次第にその気もなくなるのは自然なことです。徐々に、変わる必要性を感じないようになってしまうのではないでしょうか。

外見よりも中身で勝負することをその人も選択し、それを自分の子や後輩にも当然のように求めていくという構図が続いているのだと思います。

もう一つの要因として考えられるのは、変わることができないというより「どのように変われば良いのかその方法が分からない」のではないかという見方です。

人は多かれ少なかれ周囲の環境に左右される動物だと思います。そう考えると、カッコいい薄毛の魅せ方をしている上司・先輩がいるかどうかが、随分とその人の意識や行動に影響するのではないでしょうか。イケているハゲ薄毛男性が周りにいなければ、ロールモデルやベンチマークが不在ということで、なりゆき任せのハゲ薄毛男性が自動的に再生産される仕組みができてしまっているのだと考えています。

「身だしなみ」と「隠すこと」の違い

薄毛に悩んでいる人以外は理解不能かと思いますが、実は、薄毛男性にとって頭皮を「隠す」か、「見せる」かの決断を下すことは、かなり大きなものです。

まず、「隠す」という決断をした場合、非常に大きなコスト負担を強いられる可能性があります(どの手法で隠すのかにもよりますが)。下のチャートは、30歳〜60歳までの30年間〝隠す・増やす手段〟を継続した場合、どのぐらいの金額負担があるかを試算したものです。手法によっては、30

	カツラ	結毛法	編込法	シート式増毛法(手のひらサイズ)	人工毛植毛(3,000本)	自毛植毛(3,000本)	AGA治療	育毛剤
即効性	○	○	○	○	○	○	×	×
持続性	○	×	×	×	×	○	×	?
根本的解決	×	×	×	×	×	○	×	?
年間コスト	21万円／年	10〜15万円／年	50万円／年	140万円／年	2,200万円	100〜400万円	8.5万円／年	8.5万円／年
30年間継続した場合の総コスト	630万円	300〜450万円	1,500万円	4,200万円			255万円	255万円

【増毛・植毛・育毛コスト試算表】

＊(株)カルヴォ試算による

年間の総コストが、クルマや家も買えるほどに膨れ上がります。

そして、さらに難しいのは「隠す」ことの「辞め時」です。私はカツラをかぶったり、増毛はしませんでしたが、聞くところによると、「辞める」タイミングでも、様々なドラマや葛藤が繰り広げられていることが分かります。

元はと言えば、薄毛を隠して見た目を良くし、ストレスを軽減、あるいは羞恥心を抑制することが目的だったはずなのに、カツラをかぶることで、「バレてるのではないか……」と余計に気になってしまい、ストレスが増大するという矛盾が起こります。せっかく思い切って「隠す」という選択をしたのに、皮肉なことにカツラを使用することで精神的に辛い思いをしている人も多いのです。

結局、ハゲていることや、カツラで隠していることがバレていないかどうか、は周囲に確認する以外知る方法はありません。残念ながら、バレていないかどうかを確認しようとすると、やぶへびになることは明らかです。こうした、にっちもさっちもいかない状況が、「隠すのを辞める」と決意するまで続いてしまうことがあります。

それでは「見せる」という決断をした場合はどうでしょう。その場合、コスト負担はほぼ無いと考えています。ちなみにここでいう「見せる」は「魅せる」とは異なります。あくまでも、〝隠すためのアクションを取らない〟、〝増やすためのアクションを取らない〟ことを指していて、「隠す」コストが0になっただけです。

この場合、薄毛が進行した頭皮を「見せる」だけなので、残った髪の毛を特段意思を持って整えるわけではありません。「見せる」だけだと、いわゆる「放置状態」になりやすいため、一般的に言われる「散らかしハゲ」に陥りやすいと思われます。

当然、放置されるということは、本人の管理下にあるというよりは自然の流れに任せる状態になり、良くも悪くも手が加えられないため、かなりの確率で「不潔」な状態になってしまうことが多いと思います。

もちろん、見た目をどうするかは個人の自由です。「見た目？　そんなこと知ったこっちゃない。オレはオレの居心地の良いようにするよ。」という考え方もあります。

ただ、そのような方々には残念なニュースもあります。ビジネスマン向けのウェブ情報サイト「プレジデント・オンライン」にこんな記事（２０１７年６月19日付）が掲載されていました。部分的に引用します。

▼収入は、学歴によって差が生じる。高卒より、大卒・大学院修了など高学歴のほうが高収入だ。しかし、収入に影響を与えるのは決して学歴だけではないだろう。技術力、発想力、リーダーシップ力など、持ち前のスキルによって自らの地位を引き上げ、より高い報酬を手にする人も少なくない。

▼その引き上げ要素のひとつに、「容姿・外見」も含まれると発表したのは、アメリカのテキサス大学オースティン校の教授、ダニエル・S・ハマーメッシュ氏（労働経済学）である。

▼教授は人の容姿を5段階に分けた（5が最高、3が平均）。研究結果（計7500人調査）では男性の場合、見た目の印象がいい「5と4」の人は、容姿が平均より劣る「2と1」に比べ、年収が17％上回ったというのである。女性の場合も、12％高いことがわかった。顔、服装、髪形などの見た目が、より印象のいいほうが稼ぎはいい。これは「ビューティ・プレミアム」と呼ばれる。

▼同教授が、アメリカ以外の国、オーストラリア、カナダ、イギリス、中国（上海）などで実施された同様の調査を確認すると、やはり〈ほとんどの場合、容姿がいいと収入にはプラスの影響があるという結果になっていた〉と、自著（『美貌格差』）で語っている。

▼前出の「17％差」を日本国内で考えてみると、大卒・大学院修了の男性の場合、生涯年収

で「5と4」は「2と1」より、4760万円多いということになる。

▼実際のところはどうか。大手広告代理店・営業担当のA氏（38歳）はこう語る。

▼「多くのクライアントの経営層や管理職の方々とお会いするときに感じるのは、顔のよしあしではなく、総じてみなさん第一印象がいいこと。服装に清潔感があり、色・柄が垢抜けています。顔の表情もいきいきしていて、ネガティブな印象を与えません。その一方、世間一般には、野暮ったい印象の人も少なくありません。見た目がルーズだったり、服や身だしなみに配慮が欠けていたりすると、『この人、大丈夫かな』と思ってしまいます。自分のことさえ気が回らない人は、仕事も……と不安になります。話し方と話す内容がよければ、まだ挽回の余地がありますが、それもイマイチだと、正直、その人と仕事の話はしたくないですね」

▼すべての人がこうした価値観とは限らないが、見た目の悪さで損して、それが仕事のパフォーマンスに悪影響を与える可能性は高い。結果、報酬面に響く。一種のペナルティとなる形

だ。逆に、見た目がいい人はプレミアム（割り増し）がつき、得をする。チリツモで、その差が「4760万円」という〝資産価値〟になるのかもしれない。

このように、見た目は「見える」ものですが、その差は日々レベルでは「見えない」ほど小さく、チリツモで効いてくるのがトリッキーなところではないでしょうか。見た目が良い人に「ビューティ・プレミアム」が付与されるというのであれば、逆に見た目が相対的に低い人には「アグリー（＝醜い）・ディスカウント」が付与されるということなのかもしれません。

第2章では、薄毛男性を支持する女性が確実に存在すると言いましたが、その大前提としてあるのは第三者視点でその「見た目」が許容されるものであるかどうかだと思います。

薄毛に悩む男性が背伸びをして「ビューティ・プレミアム」の獲得を目指すべきだとは決して思いませんが、身だしなみを整えるということは、単なる見た目だけの問題ではなく、周囲の人たちをも視界に入れた対応ができている余裕があるかどうか、エチケットの常識がある成熟した大人のバロメーターにもなるのではないかと考えています。

そして、ここに「好かれるハゲ」と「嫌われるハゲ」の大きな分かれ道があるように思います。

はじめのステップ「現状把握」

前節までは、薄毛自体が問題なのではなく、周囲の人たちから「許容されない」場合において「ディスカウント」される可能性があることについて触れました。

では、そうならないために、ハゲ薄毛男性は何をしたらいいのでしょうか？　ビジネスでもスポーツでもダイエットでも何でもそうだと思いますが、何かことを起こすに当たって大事なのは何といっても「現状把握」というプロセスです。

もし、少しでも「自分は薄毛ではないか?」と感じた場合、あるいは、「薄毛であることで周囲の人たちに気を遣わせているのではないか?」と思った場合は、ぜひ自分の頭の状況、そして頭を含めた全身がどのように見えているのかについて客観的に評価してみてください。

自分の見た目を客観評価する――今の自分と向き合うというのは、しんどいことかもしれません。ですが、今の自分と向き合えることができれば、次のステップでは実践に移ることができ、外からも中からも大きな変化を感じることができます。

自分を客観的に評価するには、やはり、私がメンズ専用美容院の男性美容師にしてもらったように、まずは自分の写真を撮ってもらうのが一番です。もちろん、駅やショッピングセンターにある証明写真ボックス(スピード写真)で撮影することも可能ですが、いかんせん、頭部だけでも正面・頭頂部・側頭部・後頭部、そして全身写真となると、なかなか証明写真ボックスやプリントシール機の中で撮影するのは現実的ではありません。

一番良いのは、気心が知れた友人や家族に、頭部と全身を撮影してもらうことです。しかし、薄毛に悩んでいることを誰にも知られたくない、撮影を依頼する際に「何で写真撮りたいの？」と聞かれて答えるのが面倒くさいということでしたら、スマホやデジカメを自宅の部屋の棚かどこかにおいて、オートタイマーで撮影するのもいいかもしれません。

まずは自分の頭しか映っていない写真を見て、どう感じたか？をチェックしてみてください。

☑思っていたより、おでこが広いんだな

☑こんなに頭頂部が薄くなっているとは気付かなかった

☑自分っていつの間にかこんなに白髪が増えてたんだ

☑側頭部の髪の量が、頭頂部と比べて多いなぁ

等々、見慣れている頭とはいえ、新しい発見があると思います。

次に、自分の全身が映っている写真を見てみます。その写真ではどう感じたでしょうか？

- ☑ **なんかシュッとしてへんな**
- ☑ **それにしても服のセンスないな、オレ**
- ☑ **妙に頭部の薄毛が目立つなぁ**
- ☑ **こうしてみるとやっぱりオレは「ザ・オジさん」だなぁ**

全身が映っている写真も、こうした何かしらの感想を抱いたかと思います。

自分ではどう評価したらいいのかが分からなければ、家族や友人で、率直かつ正直に感想を語ってくれる人にコメントをもらうのも良いと思います。

いずれにしても、単なる「見せる」から「魅せる」ことが自由自在にできるカルヴォへの第一歩は、まずは写真を撮り、今現在の偽らざる自分の姿をじっくり見てみることから始まります。

▸▸▸ CHAPTER 5

悩みを武器にする具体的な方法

なぜ、「ハゲ=ダサい」というイメージがつきまとうのか

相手をけなす際に使われる常套句「ハゲ」ですが、なぜこんなに悪いイメージがついてしまったのでしょうか。

ひと昔前までは、クシで髪を頭皮に張り付ける、いわゆる「バーコードハゲ」のヘアスタイルをしているオジさんたちが、結構な割合で存在していました。また、ステレオタイプのハゲ薄毛男性というのは、細身で弱々しく、どちらかといえば猫背であったため、元々さほど良かったとは言えないハゲ薄毛のイメージを更に悪くしてしまったのだと考えています。

また、イケてない理由の一つとして、ハゲ薄毛状態に「なる以前」と「なった以降」に着ている服のスタイルが変わっておらず、似合わなくなっていることが考えられます。

多くの薄毛男性は、社会人になった頃はまだ髪問題に悩まされることもなく、就職活動時に購入した定番の紺色のリクルートスーツを基本に追加する形で、当時周りにいた先輩社員の服装を見様見真似で買い揃えていった方が多いのではないでしょうか。

カジュアルウェアについては、学生時代に持っていた服を社会人になってもそのまま着ていて、やがて古くなり使えなくなったところで、恋人や服のお店の店員に言われるがままに新規に購入するか、ファストファッションブランドの店頭に並んでいるものを適当に選び、入手するケースが多いのではないかと思います。

ハゲ薄毛が気になる年齢というのは、仕事も新人の頃とは異なり責任も増え、ストレスも増えてきます。また、結婚など様々なライフイベントも重なってきて、金銭的な自由度が減り、服装にかけるお金が減るのかもしれません。まさに、ハゲ薄毛の仲間入りを自覚する頃は、自分のことを考える余裕さえも奪われる時期に当てはまるような気がします。

そうなると、ハゲ薄毛が進行しつつある中で、どんな服が自分に似合うのかを考えるのが、やがて面倒になってきます。それが、頭の状態と、着用している服・テイストがズレてくる原因なのではないかとみています。

薄毛十人十色　自分の状態を診断しよう

一口に「薄毛」といっても、実は脱毛に至る症状としては、色々な種類があります。

一般的に男性に発症するのが、「AGA（正式名称：Androgenetic Alopecia）」というものです。和訳すると「男性型脱毛症」です。このAGA以外にも「若年性脱毛症」（いわゆる若ハゲと言われる症状のこと）、頭皮皮脂の過剰分泌が原因とされる「脂漏《しろう》性脱毛症」、フケの影響で脱毛が進行する「粃糠《ひこう》性脱毛症」など、抜け毛に至る症状は様々です。

どういう仕組みで脱毛が発生するのか、そのメカニズムについては他の書籍やウェブサイトに詳しく解説しているものがあるので、そちらを見ていただくとして、ここでは、自分の薄毛状態を客観的に評価する次のステップとして、「薄毛が頭部のどこからスタートしているか、また、どこが残っているか」を確認してみます。自分の頭部の写真を撮影し、チェックする。あるいは気心が知れた理容師・美容師や、家族・友人に協力してもらいながら進めてください。

世の中にはハゲ型として、大きく分けてM字型・U字型・O字型の3つが存在しています。他にも、MO型、UO型等、複合したケースもあります。

薄毛について調べている中で分かってきたことですが、薄毛・抜け毛とひと言で言っても、その進行具合は人それぞれだということで、脱毛症の治療現場を中心に、薄毛の進行度を測る基準として「ハミルトン・ノーウッド分類」という分類法があります。

【おおまかな薄毛タイプ】

この他に、MO型・UO型といった複合タイプがあります。

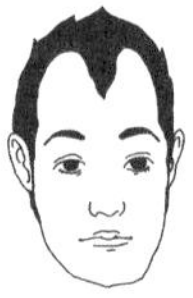

額の生え際から髪がなくなっていくタイプ。後頭部へ向かって進行していくのが特徴。M字と呼ばれる理由は、左右こめかみ付近の髪から後退していくのが、Mの形に似ているから。日本人と比較すると、欧米人にこのタイプが多い。

M型

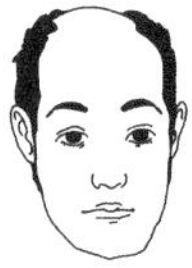

M字型と同じく、前頭部から髪がなくなりはじめ後頭部へ向かって進行していく。M字型との違いは、ひたい中央部分もなくなっていくところ。

U型

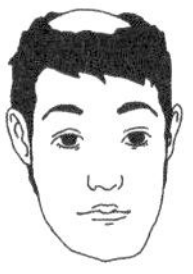

このタイプは、頭頂部に小さいO字のハゲができるところからスタート。そして、次第にハゲている面積が広がっていく。俗に言われる「ザビエル系」はこれにあたる。

O型

この分類法はその名の通り、アメリカの医師ハミルトンが提唱し、同じく医師のノーウッドが改訂して完成されました。薄毛の分類方法として一般的に普及しているこの分類法ですが、欧米人（前から薄くなる）と日本人（頭頂部から薄くなる）の傾向が違っていたので、この分類法に〝頭頂部が先に薄くなる〟特徴を加えたのが、「高島分類」といわれるものになります（高島巖氏という皮膚科医が分類を追加しました）。日本ではハミルトン・ノーウッド分類に、高島分類を加えたものが診断基準の主流になっているようです。

Q.下記のどの番号の方が、超短髪orスキンヘッドになるのが適当だと思いますか？　当てはまるものをお選び下さい（複数回答可）

女性視点では、頭頂部・後頭部の薄毛が進行した場合、超短髪かスキンヘッドになる方が良いという意見も

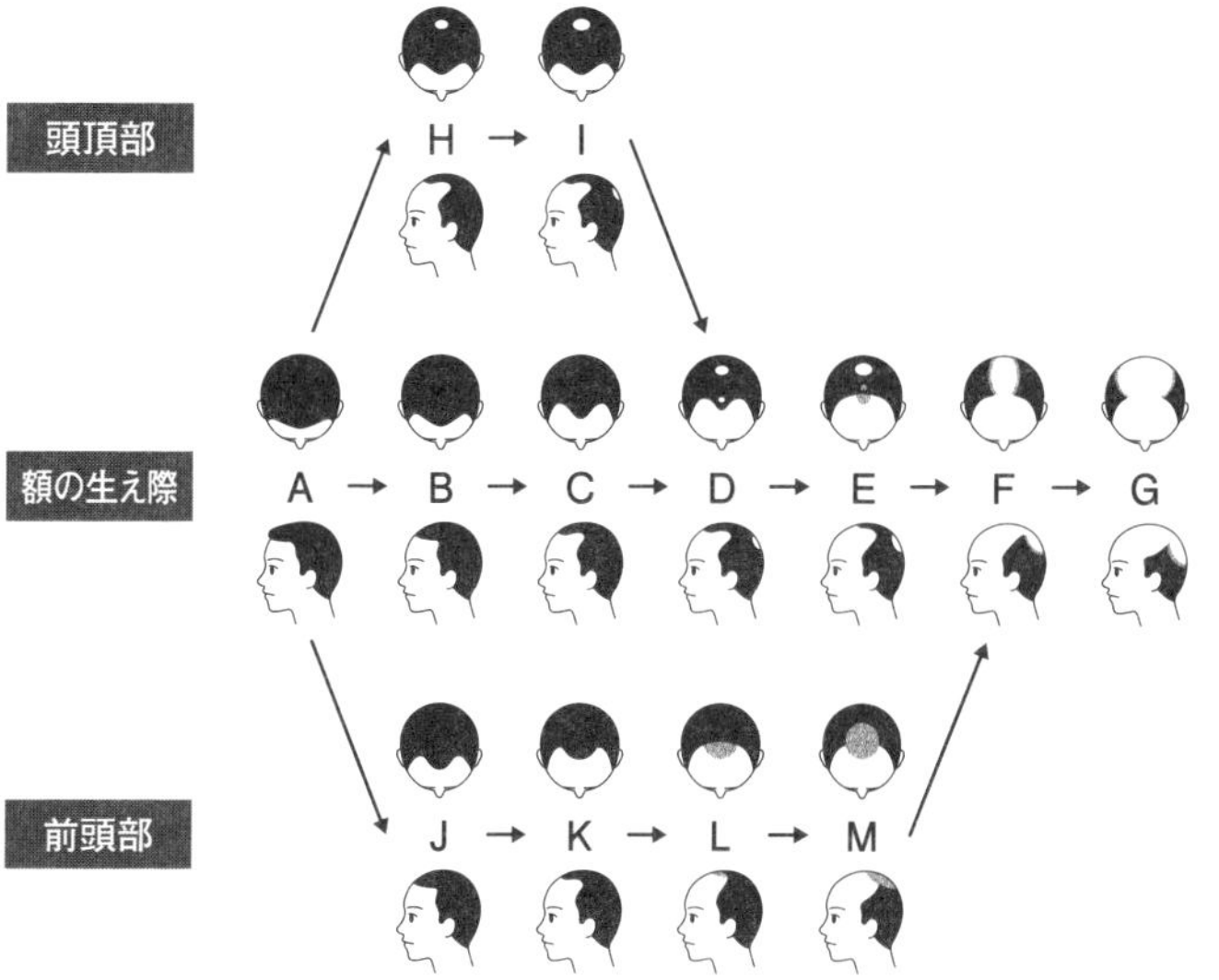

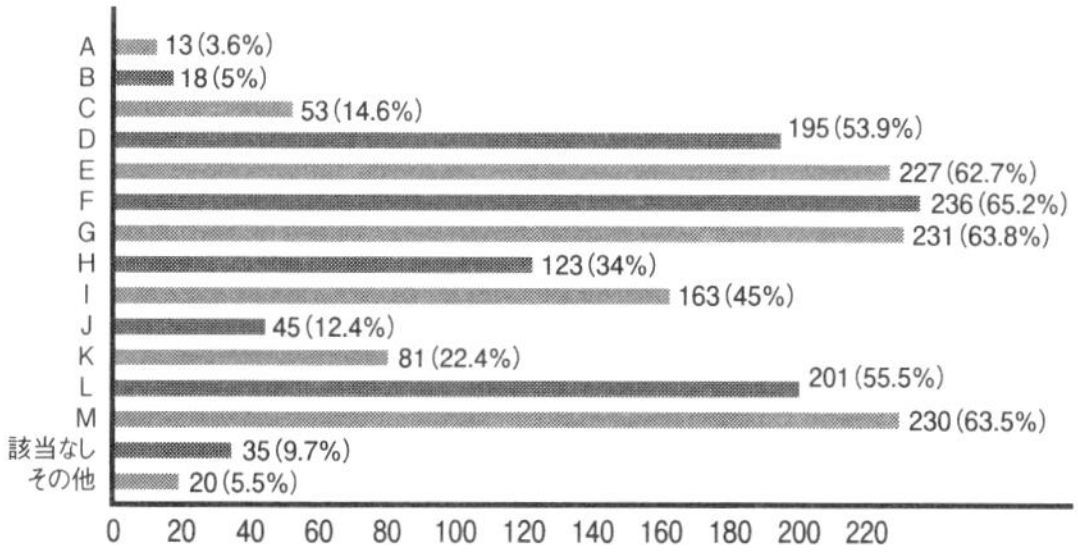

ハミルトン・ノーウッド分類に基づいて作成

出典：2016年11月㈱カルヴォ実施「女性視点でのハゲ・薄毛の男性に対する意識調査」アンケート結果より

さて、自分の頭部写真から見て、薄毛の進行度合いはどの辺りか見当はつきましたか？

ちなみに私の場合、自分では「C」レベルだと認識していましたが、実際に頭を坊主にしてみると、頭頂部が薄くなっていることが分かり、現時点で「D」レベルであることが分かりました。

私の場合、今の薄毛の状態と、頭の形を知るということで丸刈りに挑戦しましたが、これは薄毛男性にとって度胸と勇気がいることだと思いますので、おすすめしませんし、そもそもこのようなことができるくらいであれば、薄毛で悩むということもないと思います。

薄毛の進行度合いは日々変化するため、去年と今年でどこがどう違うのかを、定期的に把握しておくことは大事です。

欧米人と日本人　薄毛男性の特徴比較

髪が薄くなるという現象ですが、十人いれば十通りの特徴があるといっても過言ではありません。それにしてもハゲ薄毛に関してよく言われるのが、「欧米人のハゲはカッコいいけど、日本人のハゲにカッコいい人は少ないよね」という声です。

なぜ、欧米各国のハゲ薄毛男性は、女性だけでなく男性から見ても、カッコいいと認識されるのでしょうか？

私はこれまで、数千人もの「ハゲ薄毛でカッコいいと言われる著名人」を、欧米人・日本人問わず、つぶさに観察してきました。既に一般的に言われている、頭の形が良い、顔の彫りが深いといった理由以外に、多くの要素によって欧米人のハゲ薄毛のカッコよさが実現されていると考えています。

それらの要素は大きく分けて2種類あります。元々の「身体的特徴」に起因するものと「着用する服・小物の活用術」に起因するものです。

【身体的特徴】

・顔の彫りの深さにより凹凸が生まれ、それらが光の加減によって陰影（メリハリ）を生み出している
・顔の「縦幅÷横幅」の比率が高い
・「頭部の奥行き÷顔の横幅」の比率が高い
・年配であっても背筋が伸びていて姿勢（立ち姿）が美しい（身長の高低はそれほど重要ではない）
・身体は締まっており、メタボでない（ワークアウトの賜物）
・アゴに肉がついていない
・特に欧米人は口ひげ、アゴひげに限らず、頬ヒゲも均一に生えやすく、かつ豊かなため、

ヒゲの活用を上手に行っている

【着用する服・小物の活用術】

・薄い色のスーツを着用する場合でも、濃色のネクタイを結ぶことによって、全体の重心を下げている
・白いシャツ、白Tシャツ着用の場合は、アウターは必ず濃色をあわせている
・実用としてだけではなく、サングラスを「顔のアクセント」や、陰影を演出する手段として活用している
・スカーフやストールを上手く活用することで全体の重心を下げている

次に、日本人の薄毛男性にはどのような特徴があるのかを見ていきます。

【身体的特徴】

・凹凸が少なく、顔のパーツ自体で陰影を作るのが難しい

・顔の「縦幅÷横幅」の比率が低い
・「頭部の奥行き÷顔の横幅」の比率が低い
・姿勢が美しい人は少なく、自信なさげに猫背になっている人が多い
・メタボが多い（ハゲ薄毛になった時点で他人に見られる意識が薄くなっているのでは）
・ヒゲを上手く活用できている人は少ない（職場でヒゲを許されていないところも多い）

【服・小物の活用術】

・「重心」を考えたスタイリングができている人達はごく少数
・サングラスをツールとして使っている人は少ない
・スカーフやストールを上手く活用できている人は少ない

それでは、先に挙げたいくつかの点について、写真とイラストを交えながら解説したいと思います。まずは頭部の形状について見てみましょう。

欧米人と日本人の顔の、「縦幅÷横幅」の比率を比べてみると、欧米人が高いのに対して、日本人は低いことを挙げました。つまり、欧米人が面長顔なのに対し、日本人は丸顔や四角顔が多いのかもしれません。ここに、欧米人の「縦幅÷横幅」と「頭部の奥行き÷顔の横幅」をイラストで紹介します。

映画「ダイ・ハード」などでお馴染みの、元祖スキンヘッド俳優とも言われる? ブルース・ウィリス（Bruce Willis）をサンプルにしてみました。

顔の縦幅は、「頭頂部から垂直に唇の中央までの距離」とし、顔の横幅は「耳を除き最も横にせり出している左右の距離」を取った場合、欧米人の比率

【欧米人の頭部の形状】

顔の横幅を1とした場合

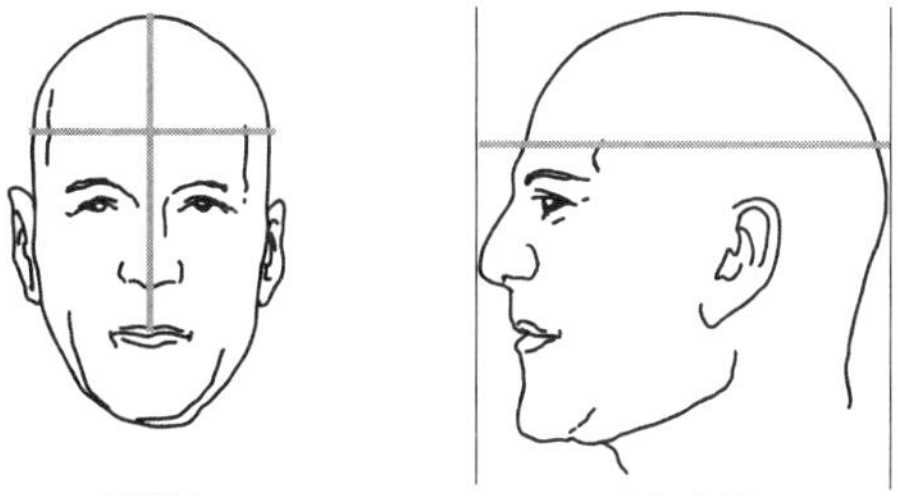

はおおむね1・2倍以上であることが分かりました。
次に、日本人男性の縦横比を見てみますと、軒並み1・1倍を割り込むということが分かりました。人によっては、横幅の方が縦幅よりも距離が長いケースもありました。

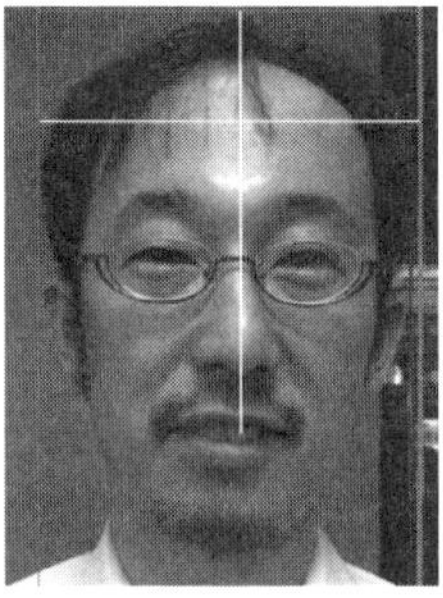

筆者（13年5月時点）
縦幅÷横幅
1.08倍

ちなみに、私が2013年5月に撮影してもらった際の写真から割り出される縦横比は1・08倍でした。つまり、日本人の頭部の縦横比は1・1倍以下であることが多いと考えられます。

ところで、世界を舞台に活躍されている俳優の渡辺謙さんの場合、この頭部の縦横比は約1・2倍はあると思われます。スキンヘッドの状態でも1・2倍近くはありそうですので、日本人離れしている外見であることはこの点については言えそうです。

次に、「頭部の奥行き÷顔の横幅」の比率について見てみたいと思います。これも欧米人と日本人の顔の「頭部の奥行き÷顔の横幅」の比率を比べた場合、欧米人の方が比率が高いことが分かります。

顔の横幅は先述の通り、耳を除いて最も横にせり出している左右の距離を取り、頭部の奥行きは側頭部から見た場合、顔面から最も突起している先端部（通常は鼻先）から後頭部の端までの距離を取ることとしました。

そして、先ほど挙げたブルース・ウィリス（Bruce Willis）の「頭部の奥行き÷顔の横幅」の比率は1・68倍という値が確認できました。

次に、日本人であるKさんと筆者の比率を測定したところ、それぞれ1・27倍、1・29倍という比率になりました。ここでも渡辺謙さんの比率を入手可能な写真で確認しましたが、1・28倍と、「奥行き÷顔幅」で言えば、我々のような一般的な日本人男性とさほど、大きく変わらないことが分かりました。

続いて、姿勢・ヒゲの活用・小物類について見てみたいと思います。

欧米人でカッコいいと思われる男性に共通して、「姿勢が良い」という点が挙げられます。気持ちが前向きなのか、非常に「堂々」として自信に満ちているオーラを出している人や、それを受け容れている自然体の様子がうかがえる人もいます。

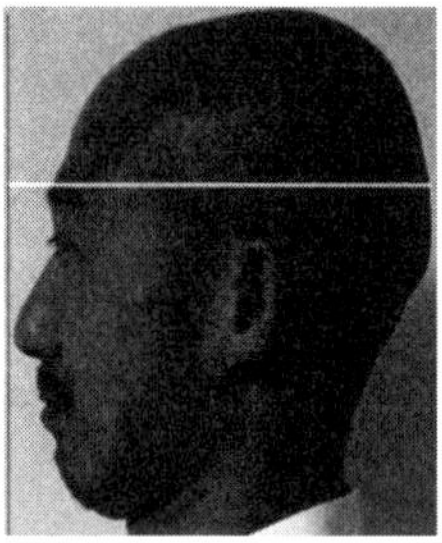

筆者
奥行き÷横幅
1.29倍

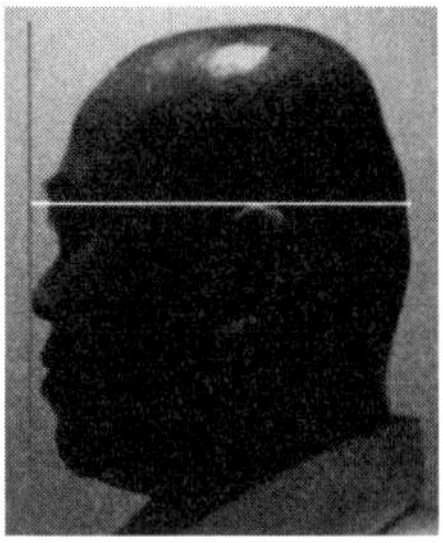

Kさん
奥行き÷横幅
1.27倍

対して、日本人のハゲ薄毛男性を見てみます。もちろん、薄毛であること自体気にせずに歩いている人もいますが、どことなく自信なさげに見える人が多いように思います。

また、「ヒゲ」について見てみましょう。日本人と比べると欧米人の方がヒゲの密度が高く、より豊かにヒゲを蓄えることができます。日本人のヒゲはどうしてもまだらで、直毛の方が多いように思います。欧米人の薄毛男性達は実にヒゲの活用が上手いと感じます。元々ヒゲが濃いせいか、例えヒゲを伸ばしていなくとも、口元やアゴ付近の肌の色が、頬やおでこの色とは違って見えることも、一つの特徴になっていると思います。

次に、小物類ですが、欧米人はインパクトのある眼鏡フレームを着用している傾向が高く、サングラスを活用している頻度も高いと分析しています。また、ネクタイはどちらかと言えば派手な色や黒系・紺系のものが多く、ポケットチーフも多用しています。ストールやマフラーもキーアイテムとして上手に取り入れているところも特徴として挙げられます。カッコいい薄毛男性たちは、実に薄毛を「着こなす」「操る」技術に長けています。

こうして改めて見てみると、欧米人に代表される「カッコいいハゲ」を日本人が完全に真似しようとするのは、そもそも身体的特徴が根本的に異なるため、少々難しいことが分かります。

では、どうすれば日本人男性は薄毛を「着こなす」「操る」技術を身に付けることができるのか？　そこに我々、日本人として追究すべき「カルヴァ」像があるのではないかと考えています。

ここまで、欧米人と日本人のハゲ薄毛男性を色々な切り口で比較しましたが、徐々に、日本人が取るべき対策（あくまでも私の独断と偏見に基づくものではありますが）が浮かび上がってきました。

次ページの表にもありますが、日本人がカルヴァ（外見上の）になるために取るべき対策は、次の5点にまとめられます。

①眼鏡・ヒゲ等をフル活用し、顔の表面に凹凸・陰影を意識的に作る

	海外カルヴォの特徴	一般的な日本人ハゲ薄毛男性の特徴	取るべき対策
身体的特徴	顔の彫りの深さにより凹凸が生まれ、それらが光の加減によって陰影（メリハリ）を生み出している	凹凸が少なく、顔のパーツ自体で陰影を作るのは難易度が高い	眼鏡やヒゲで顔に凹凸・陰影を作ることも必要
	顔の「縦幅÷横幅」の比率が高い	顔の「縦幅÷横幅」の比率が低い	頭部の身体的特徴をカバーしつつ、活かした技術・ノウハウの実践が必要
	「頭部の奥行き÷顔の横幅」の比率が高い	「頭部の奥行き÷顔の横幅」の比率が低い	
	年配であっても背筋が伸びていて姿勢（立ち姿）が美しい（身長の高低はそれほど重要ではない）	姿勢が美しい人は少なく、自信なさげに猫背になっている人が多く見られる	背筋を伸ばす、薄毛が似合う体型にすることなどフィジカルマネジメントも必要
	身体は締まっており、カッコいい海外カルヴォでメタボは皆無。ワークアウトの賜物	メタボハゲ・薄毛は多い。ハゲ薄毛になった時点で他人に見られる意識が低くなっていると思われる	
	特に欧米人は口ひげ、アゴひげに限らず、頬ヒゲも均一に生えやすく、かつ豊かなため、ヒゲの活用を上手に行っている	ヒゲを上手く活用出来ている人は少なく、また職場でヒゲを許されていないところもまだ多い	ヒゲNGのケースを想定して、眼鏡と服によって重心を動かせることが必要
服・小物	薄い色のスーツを着用する場合でも、濃色のネクタイを結ぶことによって、全体の重心を下げている	「重心」を考えたスタイリングが出来ている人達はごく少数と思われる	自分自身で重心を動かせるようになることが必要
	白いシャツ、白Tシャツ着用の場合は、アウターは必ず濃色を併せている		
	実用としてだけではなく、サングラスを「顔のアクセント」や陰影を演出する手段として活用している	サングラスをツールとして使っている人は少ない	
	スカーフ・ストールを上手く活用することで全体の重心を下げている	スカーフ・ストールを上手く活用できているハゲ・薄毛の人達は少数と思われる	

【欧米人薄毛と日本人薄毛の比較】

②背筋を伸ばし、良い姿勢でいること、薄毛が似合う体型を常に意識する

③メタボ体型や肥満によって顔の輪郭がもたついている場合は減量も必要

④ヒゲを伸ばすことが難しい、あるいは許されていない職場・業界で勤務している場合は、その他のアイテムで重心をコントロールする

⑤頭部の身体的特徴をカバーしつつ、活かした技術・ノウハウの実践

次節以降では、具体的なアクションに繋げるためのアイディアを紹介します。

ハゲを着こなすポイント

❶視線を散らす「顔重心」＆「バストアップ重心」コンセプト

薄毛に悩む男性なら、誰しも覚えておいてもらいたい「顔重心」コンセプトについて説明したいと思います。

女性の間では知られているテクニックかもしれませんが、「ポイントをつけることで、目線をコントロールする」技術のことです。例えば、ワンピースの上下を分けている分割線の位置や、体のどこの位置にポイントを付けるかによって、他人からの視線を意図的に変えるようなことです。

他人の目線は、その人のファッションの中で「最も目立つ場所」に集中すると言われています。服の上下を分ける分割線が胴体の高い位置にあるものを着たり、襟元や胸元にネックレスやブローチを付け、重心アップを図ることで、目線を上の方に注目させることができ、手軽にスタイルを良く見せたり、背を高く見せることができます。

私としては、薄毛男性こそ重心を考慮した魅せ方が重要だと考えています。薄毛の場合、髪が生えている状態とは異なり、頭部にポイントがなくなっている、インパクトがなくなっているという状態なので、「重心を意識する」という考え方が非常に有効になります。

ハゲ薄毛男性なら多くの人が経験したことがあるかもしれません。会話している相手の視線が、自分の目ではなく、髪の生え際に向かっているのを感じたことはありませんか？「どこ見て話しているんだ、ちゃんと目を見て話して欲しい」という、憤りのような感情を抱いたこともあるかもしれません。

私自身、脱毛が進むにつれて初対面の人に会うときに「どうも生え際を見られている、目を合わせてもらっていないんじゃないか…」と感じたことが頻繁にありました。

しかし、少し冷静になって考えてみれば、なぜ相手が私の目を見ているのではなく、生え際を見ていると感じた（実際のところは分かりませんが）のかが分かります。それは、「本来あるべきところにあるべきもの（髪）がない」ことで、相手が無意識のうちに不安や不安定さを感じてしまったことが理由ではないかと思うのです。

会社員時代の私の風貌はというと、残り少なくなった髪で頭皮を隠そうとしたのはもちろんのこと、インパクトのない、オーソドックスな形をしたシルバーフレームの眼鏡をかけており、無精ひげのようなヒゲを生やしていました。つまり、薄毛から視線をそらすための工夫をなにもしていなかったのです。話し相手の視線が生え際に向かっていたのは、当然だったのかもしれません。

そのことに気付いてからは、髪を短く刈り込み、インパクトのある眼鏡をいくつもかけてみました。すると、話し相手の視線の角度が、これまでの斜め上45度から、30度くらいに変わり、私と視線が合う機会が多くなったことを、実際に体感したのです。

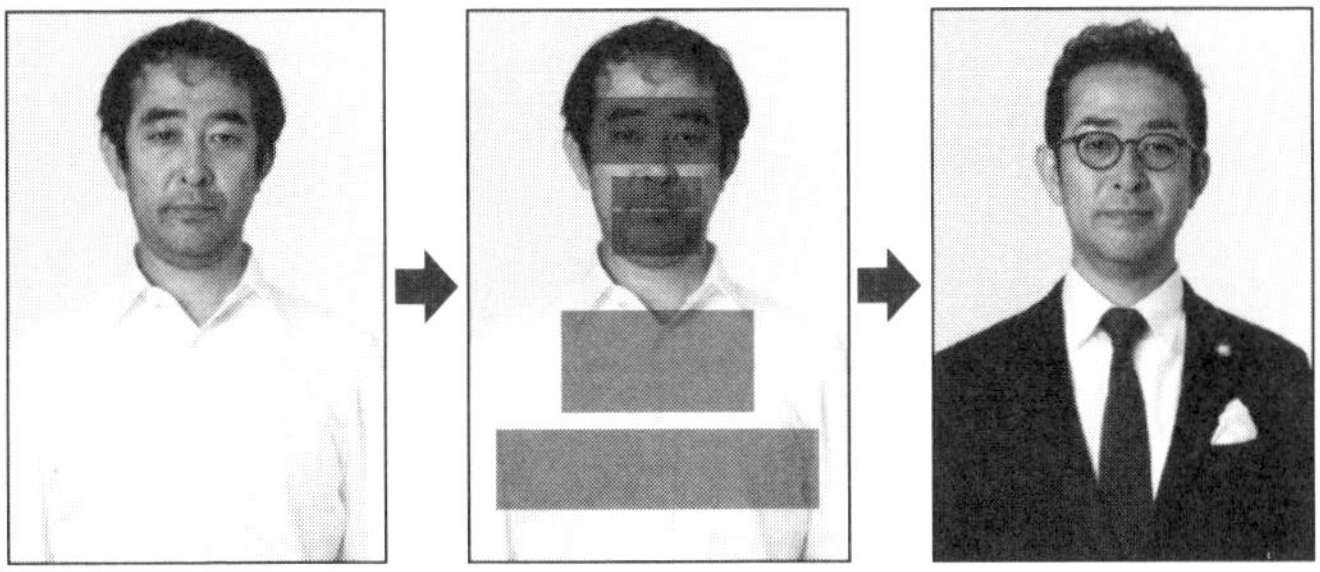

【バストアップ重心を意識して小物を追加】

また、この頃にはジャケットやネクタイ・小物を組み合わせることによって、より自在に印象を変えられることが分かってきました。特に、バストアップ（胸から上）の魅せ方を意識的にマネジメントすることで、薄毛であることが不利なのではなく、一つの特徴としてとらえることができるようになりました。

この時の経験を通じて、重心による錯視を利用する方法は、薄毛男性に置き換えれば、眼鏡によって顔に分割線を生み出し、顔の印象を引き締める効果があるのではと考えました。ネクタイやポケットチーフを派手にすることで、そこに他人の視線に向かわせることができると気が付いたのです。

つまり、第三者からの視線や印象は、こちら側に意図さえあれば変えることは可能なのです。そういう意味で、顔を含めた頭部の重心を自在に操ることのできる『顔重心』と『バストアップ重心』という考え方が重要であることを発見したのです。

顔というのは、その人の印象の多くを決めると言われる、人間の大事な部分です。そして、そこにあるべきもの（髪）がないのであれば、なくても安心して見られる状態に持っていくことが必要です。そのために顔重心、バストアップ重心を「意識的に」コントロールし、相手の視線をしっかり自分の目に引き込みながら、ありたい姿に魅せるテクニックを身につけることが、「薄毛を魅せる」ためには必要だと考えています。

ハゲを着こなすポイント

❷ヘアケアの頻度は、3週間に一度

薄毛男性の皆さまにお聞きします。

理容室、美容院問わず、どのくらいの頻度でカットに通っていますか？

下記写真は、私が2017年6月にカットしてもらった直後の写真です（側頭部が0・8ミリ、トップが指1本分の長さ）。頭頂部の髪の間に見える地肌の色ムラは少なく見えると思います。次に、カット当日から20日間が経過した7月の写真を並べてみました。比べてみると、色ムラが現れているのが分かると思います。

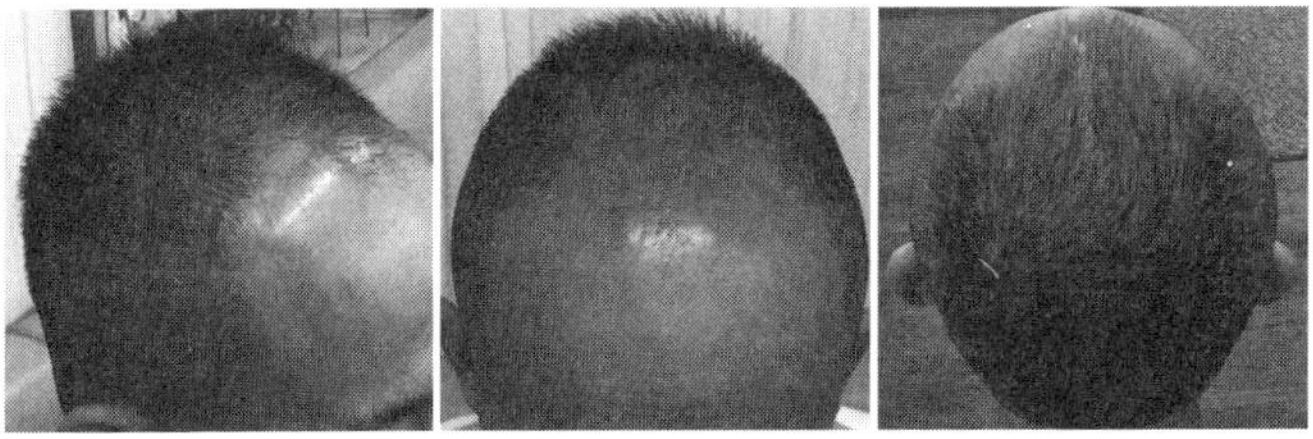

Before　6月16日

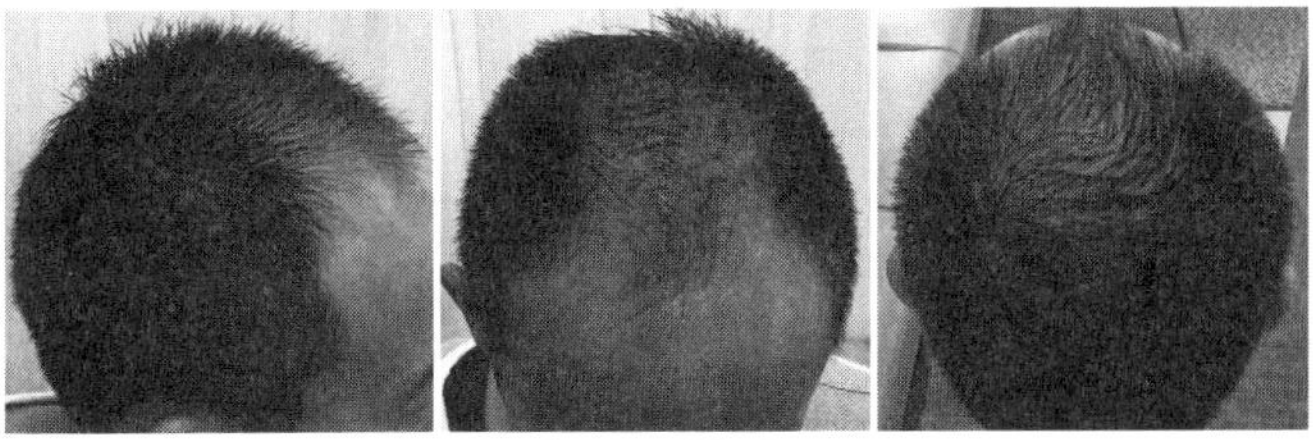

After　7月6日

髪の伸びるスピードは、1日に0・3ミリとも、1カ月に1㎝とも言われています。20日間だと、たった6ミリから7ミリ程度しか伸びていないはずですが、これほど頭部に「濃淡」が現れてくるのです。また髪質にもよると思いますが、長さがあると髪が自立しにくくなってきます。

このように比べてみると、よりはっきり違いを感じられるかと思います。もし、自分でこの写真で違いを感じられるとすれば、それは第三者からもそう見えています。

私の経験や髪の生える速度を考えると、薄毛が目立ちにくい髪型を維持するためには、カットのサイクルは「最長3週間」とするのが良いでしょう。もちろん、髪の長さを短くすればするほど、そのサイクルは短くするのが適当だと思います。ちなみに、スキンヘッドスタイルにされている人の中には、週1回、もしくは毎日ヒゲを剃るのと同じタイミングで剃る方もいるようです。

多忙な方であれば、「3週間のサイクルでカットになんて行ってられない」という方もいるかもしれません。では、薄毛をなりゆきに任せて伸ばせば良いのかというと、そんなことをすれば周囲からの好感度が急低下することは間違いありません。

特に、なりゆき任せに中途半端な長さを維持して、頭皮を隠そうとしている人の髪は、夏場になって汗をかくと、頭皮にまとまった毛束を生み出し、隠そうするのも虚しく、かえって髪を少なく見せてしまうことになります。ところで、なぜ汗でまとまった毛束が頭皮に生まれることで薄毛が目立つのでしょうか？

その理由については下記の図で説明できます。下図に白と黒の中心にグレーがありますが、このグレーは2つとも全く同じ色です。白の中心のグレーの方が暗く、黒の中心のグレーの方が明るく見え

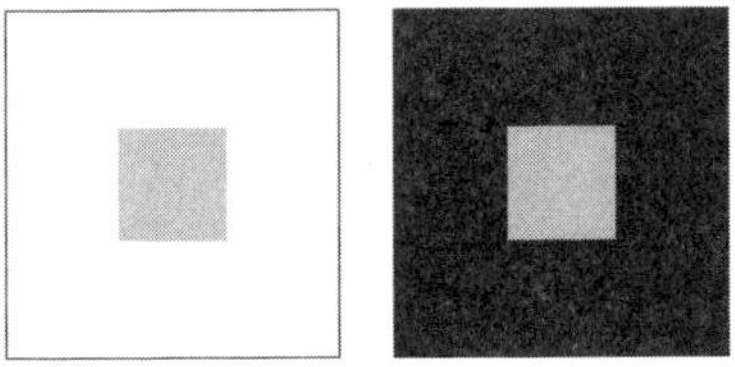

ませんか？ 明るさの対比によって実際と違う色に見える現象のことを「明度対比」といいます。

これは実際の色の変化ではなく、目の錯覚による現象です。つまり、黒髪である以上、頭皮の肌色は本来の色以上に明るく見えてしまう宿命にあります。逆に言うと、白髪や金髪であれば、頭の地肌が透けて見えても、黒髪の場合ほど気にならないのはこの錯覚のせいだといえます。

薄毛を目立たせないようにするには、黒い毛束を生み出す長さを避け、短くした方がいいでしょう。そのためにも頻繁にカットすることは大切です。では、一体どのくらいの「薄さ加減」になった時に短いヘアスタイルに変えていけば良いのでしょうか？

ハゲを着こなすポイント

❸ 髪を短くするタイミング

「思い切って髪を短くする」――このタイミングについて、具体的かつ体系化された情報を、私はまだ一度も目にしたことがありません。理容室・美容院に定期的に通っている方でも、店員との親密な関係性がないと、なかなか店側のスタッフから、「短く切りましょうか？」という提案はされないかもしれません。

先述のアンケート「女性視点でのハゲ・薄毛の男性に対する意識調査」では、ハミルトン・ノーウッド分類をベースに、男性がどのくらいの薄毛になってきたら、超短髪やスキンヘッドになるのが適当であるかについて質問してみました。すると、特に「頭頂部、または頭頂部と後頭部の薄さが目立ってきた場合」に、「超短髪、もしくはスキンヘッドのスタイルが望ましい」という意見が6割近くを占めていました。

女性視点だけで言えば、M字ハゲ、あるいはU字ハゲの初期段階であれば、特段短くする必要はないかもしれません。

頭頂部に伸ばせる髪が残っている男性にも、切るタイミングを考えるヒントがあります。「欧米人と日本人の薄毛男性の特徴比較」の節でも触れましたが、いわゆる欧米のイケてるカルヴァ達の、頭部の「縦横比」は1・2倍以上あり、日本人のイケていない薄毛男性については軒並み1・1倍を割るという偶然にも、共通の法則があることを発見しました。まだ研究段階ですが、この縦横比を、ヘアスタイルを変えることで1・2倍以上にした場合、印象が良くなることが明らかになってきています。つまり、頭頂部の髪を立て、横を短くして縦横比をコントロールしよう、ということです。

次に紹介する写真の左端が、頭皮を髪で隠していた5年前の私です。この時の縦横比が、1・08倍でした。そして真ん中の写真（いわゆる坊主スタイル）は、縦横比が1・17倍。そして右端が残っている髪を頭頂部で立てている状態で1・29倍です。皆さんは、どの写真の印象が良いと思いますか？

同様に、他の薄毛男性モデルの、カット前（Before）とカット後（After）の違いを見てみましょう。皆さん、カット後の縦横比は1・2倍近くから1・3倍という値になっています。当社で確認したところ、男女を問わずほぼ全ての人から、Afterの写真の方が印象が良いという傾向が見られました。

しかしながら、薄毛男性あるあるの一つですが、薄毛になるにつれて、頭頂部の髪の伸びるスピードと、側頭部の髪の伸びるスピードが違ってくる点が気になってきます。頭頂部のスピードよりも側頭部のスピードの方が速くなってしまうのです。そのため、長い間放っておくと、マッシュルームの断面のように横にせり出した形になってしまい、

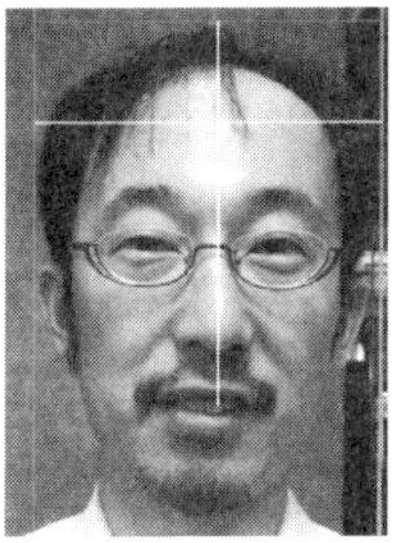

13年5月
縦幅÷横幅
1.08倍

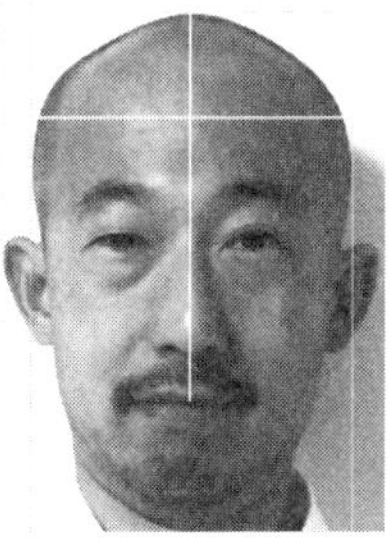

17年12月
縦幅÷横幅
1.17倍

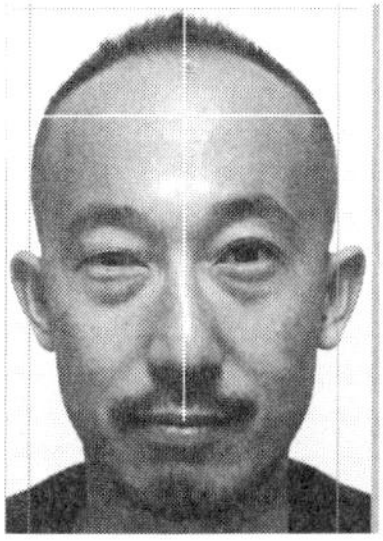

17年12月
縦幅÷横幅
1.29倍

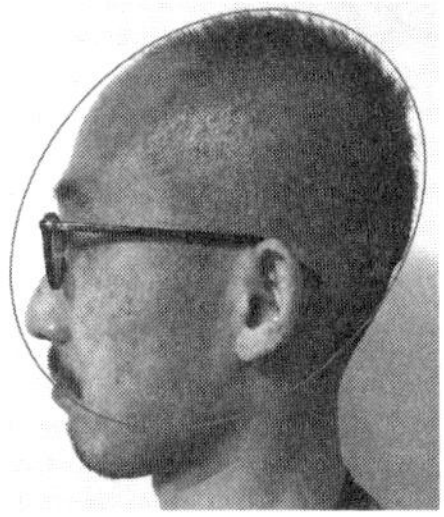

トップを立てる
奥行き÷顔幅
1.37倍

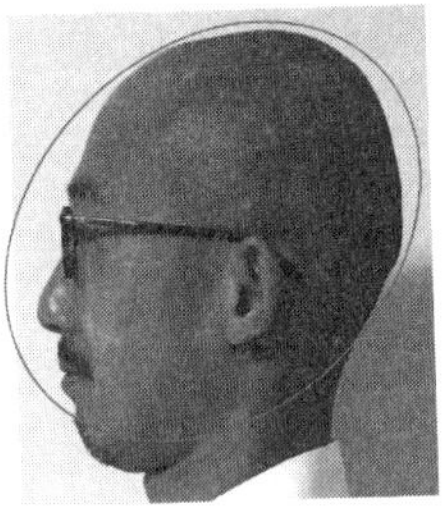

坊主
奥行き÷顔幅
1.29倍

「縦横比」が崩れてしまいます。

「頭部の奥行き÷顔の横幅」の比率について、欧米人の場合は1・5倍以上あるのに対し、日本人の場合ですと約1・2倍から1・3倍という方が多いようです。しかも欧米人の場合は前頭部がせりあがっているのに対し、日本人の頭の形は、前頭部から頭頂部までは緩やかな曲線を描き、そこから後頭部まではストンと落ちる形状であることが見受けられます。私の場合も坊主スタイルの際に撮影した写真からそのような頭の形をしていることが分かります。

私の場合、頭のてっぺんと後ろに髪を残していたスタイルの際（上記写真右）、「頭部の奥行き÷顔の横幅」比は1・4倍近くあったのに対し、坊主スタイルの場合は1・3倍を割り込む比率になってしまいました。これはつまり、髪を切ってしまったことにより、奥

Before
縦幅÷横幅
1.06倍

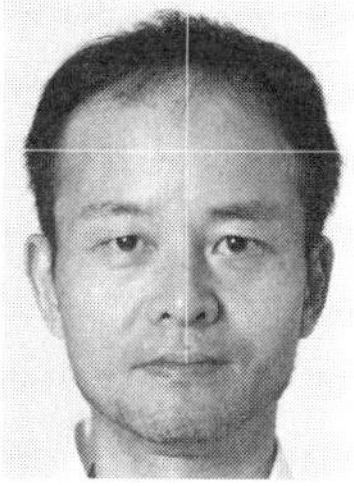

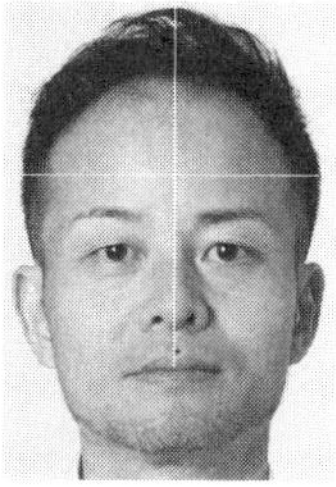

After
縦幅÷横幅
1.16倍

Before
縦幅÷横幅
0.98倍

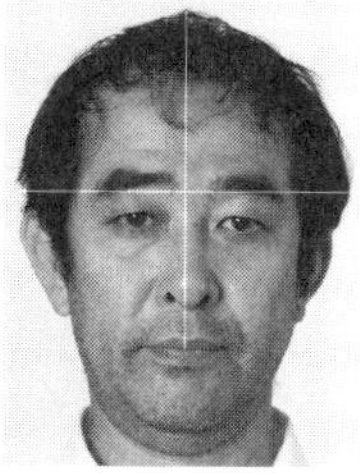

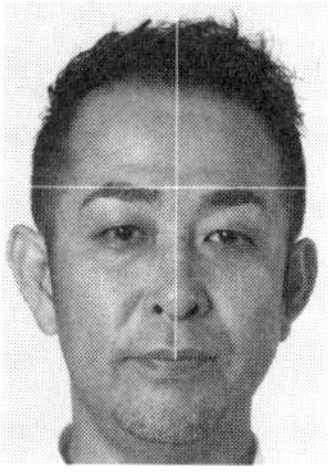

After
縦幅÷横幅
1.20倍

Before
縦幅÷横幅
1.06倍

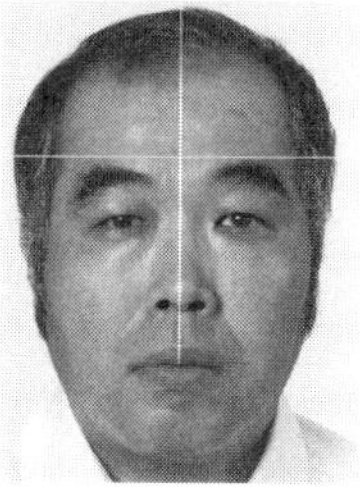

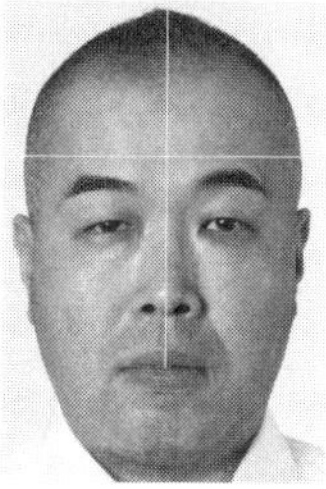

After
縦幅÷横幅
1.24倍

Before
縦幅÷横幅
1.06倍

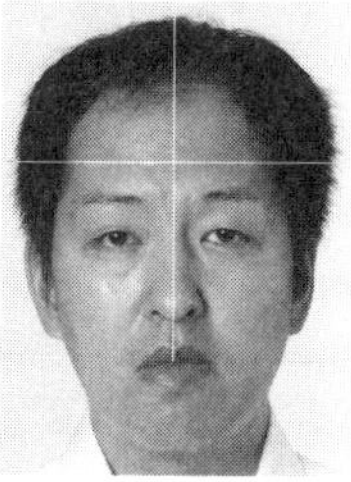

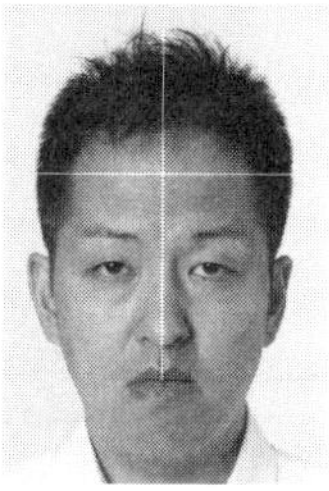

After
縦幅÷横幅
1.31倍

行き感が失われてしまったということです。右側では、頭部が綺麗な楕円形の図に収まるのに対して、左側では、特に後頭部が収まらないのが分かります。坊主スタイルだとかえってフォルムが崩れることになるのです。

頭の形が想像していたほど綺麗ではない場合、闇雲にスキンヘッドにするよりも、頭の形に合わせて工夫したカットをした方が、ベストな選択かもしれません。もちろん、頭頂部の髪がかなり薄くなってきた、もしくはまったく生えていない場合は、坊主スタイルやスキンヘッドにすることをおすすめします。薄毛になったことで、一念発起して坊主スタイルやスキンヘッドにされる方は多いのですが、その前に、自分の頭の形がどうなのかを理解してから、そのようなスタイルにする、しないを決めた方がいいでしょう。

ハゲを着こなすポイント

❹ 理容室・美容院の選び方

坊主スタイルやスキンヘッドスタイルにする場合、自宅のマイバリカンで自分で刈っている、あるいは家族に刈ってもらっているという方もいますが、やはり理容室や美容院に通って、メンテナンスをされる方がほとんどかと思います。

残念ながら、短髪にしてセットが楽な髪型になったから、伸びるまで通わなくても済むというわけにはいきません。先述の通り、最長で3週間のサイクルでカットに通わないと、縦横比のバランスが崩れてきてしまいます。短髪にしたらしたで、マメなメンテナンスを継続することが大事になります。

それでは、どのお店で切ってもらうかということになってきますが、多くの男性は、顔馴染みだということで同じ店に通い続けているのではないでしょうか？

物理的には、いつでも別の理容室・美容院に通うことは可能です。しかし、多くの男性が同じ店に何度も通うのには理由があります。居心地であったり、その都度、髪型のリクエストを伝えるのが面倒くさいなど、「心理的スイッチングコスト」が存在しているのが理容室・美容院です。だからこそ、何度も、継続的に通える店選びが非常に重要になってきます。

では、間違いのないお店とは、どのような軸で選ぶべきでしょうか。既に行きつけの理容室・美容院があって、そこでスタイルチェンジをお願いして上手くいけばベストだと思います。ですが、どうもスタイルチェンジが上手くいかなかった場合は行きつけの店を変えることも検討されてはいかがでしょうか。その際、店選びには4つの軸があると考えています。

(1) 利便性

最低3週間に1度の頻度で通うことを考えると、できれば自宅の近く、あるいは職場の近くや、自宅までの帰り道にあるなど、頻繁に通っても面倒にならないことが大事です。もちろん、腕があることを知っていて、遠くても通いたい気持ちがあるなら別です。

(2) 店の規模感・タイプ

大型店になればなるほど、担当する理容師・美容師の技術レベルにバラつきが見られます。そのお店の常連でないと、新米理容師・美容師に当たってしまうこともあるので、注意が必要です。

一般的に1000円カットと言われる低価格路線のお店は、お客の回転数が収益性の分かれ目となるので、通常の理容室・美容院と比べ、どうしても作業が雑になりがちです。ですが、稀に技術レベルが高い理容師・美容師もいるので、一概に悪いとは言えません。大型店でも1000円カット店でも、理美容師を指名するなどして、なるべく担当を変えないことが重要です。初回はいまひとつでも、何回か通ううちに理想の形に近づくかもしれませんので、粘り強く相性の合う店を探し続けてみてください。

(3) 理容師・美容師の技術、人柄

ここは、最も重要な軸であることは言うまでもありません。カットをしてくれる理容

師・美容師を見て、カッコいいと思えない場合は、端的に言ってやめた方が無難です。また、自分と同年代の理容師・美容師であれば価値観や感覚が近いかもしれません。心を開けるかどうかも大切なポイントです。

また、「顔重心コンセプト」のところでも説明しましたが、ヘアスタイル以外にも「ヒゲ」や「眉毛」について具体的な提案ができる人かどうかも気にしたいところです。

なお、女性を主要なターゲットとしている美容院は、カルヴァ的にはおすすめしにくいです。というのも、多くの美容師はバリカンを使う機会が少ないと言われているため、刈り込むことに慣れていない可能性があります。聞くところによると、50代より上の年代の理容師はソフトモヒカンスタイルが出来ない場合が多いようです。なぜかスポーツ刈りになってしまうということが多々あります。電話で予約する際に、「○歳くらいのスタイリストをお願いしたいのですが」といったリクエストは店側にとって全く問題ありませんので、そうすることでベストな理容師・美容師を探していくのも方法です。

⑷ 価格帯

最近、美容院では年1回しかカットに訪れない女性も多く、また、いわゆる1000円カット店が乱立していることから、各店共に客当たりの平均単価を上げることが一大テーマになっているようです。そのためにカット以外に、熱心に粗利の高い商品を販売しているお店もあるようです。あいにくカルヴォスタイルでは、お店に月2回、ないしは2か月に3回通うことをおすすめしていますので、月2回通っても財布が痛まない程度のカット価格を提供しているお店を選ぶのが良いでしょう。

利便性、店の規模感・雰囲気は、外からでもある程度は把握できますが、価格帯はお店の外に掲示でもされていなければ、電話で確認することになるかもしれません。また、肝心の担当してくれる理容師・美容師については、入店するまで分からないという点では、これまでのカット歴やスキルをウェブサイトでアピールしているお店の方が安心であるのは間違いないでしょう。ちょっとしたアドバイスではありますが、こうした軸をお店選びに役立ててください。自分に合う店探しはそう簡単ではなく、見つかればラッキー的な気持ちでいるのが良いと思います。

ハゲを着こなすポイント

❺眼鏡・サングラスを有効活用する

眼鏡は単なる視力矯正用ではなく、ぜひ「顔重心」を実践する上でも、また第三者からの印象を左右する上でも非常に重要なツールなので有効活用してください。伊達メガネでも良いので、眼鏡をかけてみることで、周囲に与える効果を楽しむことができます。

次に、私が何も着用していない場合＋7種類の眼鏡・サングラスを着用した場合の写真を掲載しました。こうして並べてみると、何かを着用するのとしないとでは、印象が変わるのを感じ取れるのではないでしょうか。また、着用する眼鏡によって、印象が変化することも分かるかと思います。フレームの色・材質によって、見る側にとって感じ方が変化するのです。

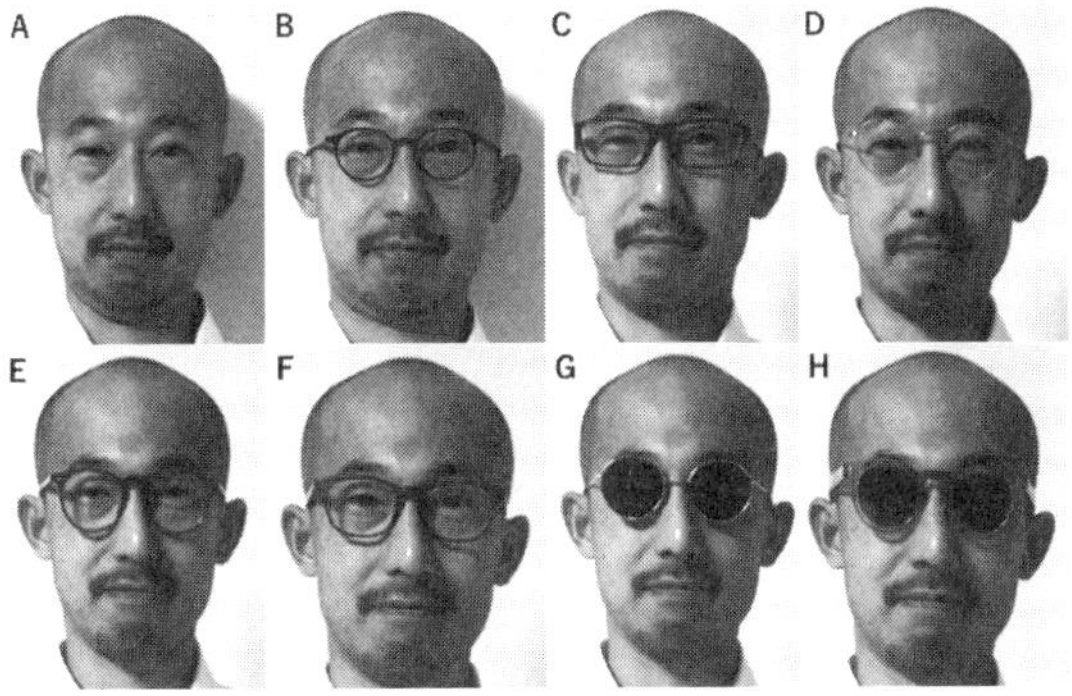

この8つの写真のうち、薄毛が目立つのはどの写真だと思いましたか？

恐らく、「A」と「D」の写真が、薄毛が目立つように感じたのではないでしょうか？

もしそう感じたとすれば、それは「A」の顔には眼鏡が着用されておらず、ポイントとなるものがヒゲしかないからです。また、「D」の顔は、眼鏡は着けているものの、顔肌の色に近いゴールドのフレームであることから、インパクトに欠けてしまいます。

したがって、自分の薄毛をユニークな特徴として打ち出したいのか、あるいは話し相手にしっかり視線を合わせてもらいたいのかによって、選ぶべき眼鏡は変わってきます。

ユニークな特徴として打ち出したいのであれば細身のメタルフレームを。話し相手の視線を自分の目線と合わせたいのであれば太めのセルフレームの眼鏡を。「顔重心」を更に頭頂部から下方向に下げたい場合には、サングラスが有効であることが分かります。

眼鏡やサングラスの有効活用をおすすめするとは言っても、眼鏡であれば何でも良いというわけではありません。やはり流行り廃りというものがあるのは、街で眼鏡をかけている人を観察していると分かるものです。今のタイミングでハゲ薄毛男性（に限らないとは思いますが）に絶対にかけてもらいたくないのが、レンズの縦幅がやたらと大きいメタルフレームの眼鏡です。どんなにカッコよい人もこれでもかと思うくらいダサくさせてしまう、ある種驚異的な眼鏡ともいえます。

『40歳からのモテる技術』（ＰＨＰ文庫）などを執筆し、40代・50代男性専門の婚活・恋愛コンサルタントとして活躍されている青木一郎さんも「メガネ1／3の法則」を提唱しています。レンズの縦幅を、眉間からアゴまでの長さの1／3以内にするのがポイントとのことですが、逆に言うと、それ以上になると、オジさん臭いメガネ顔になってしまうと言っています。

確かに、レンズが縦に長い眼鏡フレームの中には伝統もあり、非常に高価なブランドのものもありますが、一番大事なのは「自分に似合うか、似合わないか」です。決して価格の「高い、安い」やモノの「良し、悪し」ではありません。

眼鏡をセルフプロデュースのためのツールとして自由自在に活用できるようになれば、その日に着る服や、小物の色と同系色・同柄のフレームを使いこなす、なんてこともできるようになります。そうするだけで、一気に「オシャレな人」というイメージを周囲に印象付けることができます。

眼鏡は、思っている以上に第三者に大きく印象付けることができる重要なツールです。どういうイメージを持ってもらいたいかをを踏まえた上で眼鏡選びををすると、より楽しめるようになります。

ハゲを着こなすポイント

❻ネクタイについて

2005年に「クールビズ」が登場して以来、ノーネクタイでも良い場面が増え、すっかり出番が少なくなったネクタイですが、首元に視線を移す「バストアップ重心」を実践する上では、非常に重要なアイテムです。

ネクタイが視線を引き付けることがよく分かる実験があります。2013年10月30日に放映されたNHK「ためしてガッテン」で紹介されたものです。

番組のアンケートと称して、複数の被験者に面接を受けてもらいます。面接官の顔には、ある程度分かりやすくホクロを書いていました。面接が終わった後、ホクロのない面接官の写真を見せて、実物との違いを指摘してもらいました。その結果、ほとんどの人が、「ホクロが違う」と指摘することができました。

ところが、面接官のネクタイを紺色から赤に変えると、ホクロに気付かない人が急増したのです。何もしない時は、20人中、13人がホクロの存在に気付けましたが、ネクタイの色を赤に変えた後だと、気付いたのはたった3人になったのです。

この実験でいう「赤色のネクタイ」のように、他人の視線を向かわせる色のことを「誘《ゆう》目色《もくしょく》」と呼び、赤以外にオレンジや黄色もそれに該当します。これらの色は、背景がどんな色でも、そちらに視線を引き付ける効果があるとのことです。誘目色は、顔の近くに持ってくると、効果がより高くなります。オレンジや黄色は、人によっては使いにくい色かもしれませんが、赤やエンジのネクタイであれば、ビジネスシーンでも活用しやすいかと思います。眼鏡、マフラー、ストールに誘目色を取り入れても良いのではないでしょうか。

ネクタイには色々な結び方がありますが、いつもワンパターンの結び方・巻き方にされている方が多いと思います。その素材に合った結び方・巻き方、あるいは流行り廃りもありますので、ぜひ色々な結び方・巻き方に挑戦してみることをおすすめします。

また、「蝶ネクタイ」もポイントになります。普段なかなか着けることがない方だと、はじめは着けるのがこっぱずかしいと感じるかもしれませんが、なぜか着けるだけでオシャレな人というイメージを定着させることができる、不思議なアイテムです。

ハゲを着こなすポイント

❼首元・胸元で遊び心を発揮する

ネクタイを上手く活用すると、第三者の視線を向けたいところに促すことができるということについては、分かってもらえたかと思います。かといって、日本の蒸し暑い季節にネクタイなんてとても着けていられないという方も多いのではないでしょうか。

そんな方には、スーツやジャケットの襟についているフラワーホールに、ブートニエールやピンバッジを付けることをおすすめします。これによって、「バストアップ重心」を下げることができます。

フラワーホールとはその名の通り、かつては花を挿すための穴であったのが、その後、所属する組織・団体の徽章《きしょう》をつけるための穴となりました。最近では徽章をつけること自体、個人の自由とする組織も増え、フラワーホールを活用するようなシチュエーションも少なくなりました。

一方、ブートニエールとは、フランス語で「ボタン穴」という意味で、16世紀頃、フラワーホールに花を挿すファッションが流行していたのが、いつしか、その穴に挿す飾り花自体を指すようになったと言われています。現在では、花柄をモチーフとした飾りをブートニエールと呼ぶようになってきているようですが、それ以外にピンバッジもフラワーホールに挿して使うことができます。ネットでも数百円から数千円で購入できます。

また、最近では、胸ポケットにチーフを入れる方も増えてきました。ポケットチーフもバストアップ重心を意識的に動かすには有効なツールです。ビジネスシーンで用いる場合は、ネクタイやシャツとの相性を意識し、ネクタイかシャツと同色、もしくは同系色を拾えば違和感なくオシャレに着こなすことができます。

さらに上級者のテクニックになりますが、ポケットチーフとネクタイの柄との緩急を意識すると、より第三者の視線を下げることができるようになります。例えば、ドット柄のネクタイに合わせるなら、大きさの異なるドット柄のポケットチーフを

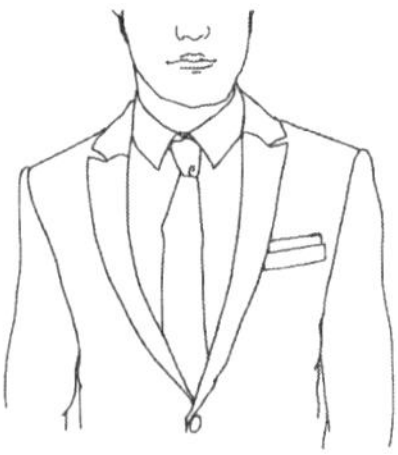

TVフォールド

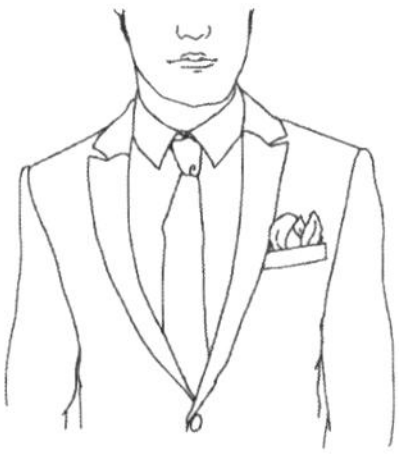

パフドクラッシュ

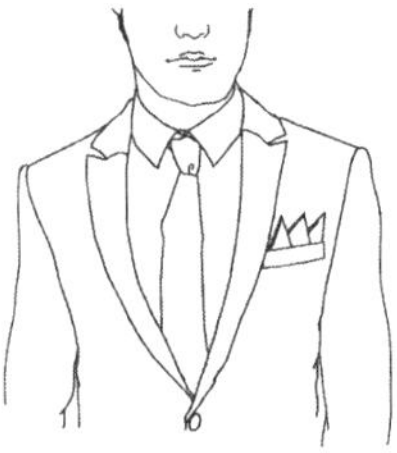

スリーピークス

選んだり、チェック柄のネクタイを着けるなら、ポケットチーフのチェック柄はネクタイのチェック柄よりも小さめにするなど、緩急をつけるというようなこともできます。

ビジネスシーンでは「ＴＶフォールド」と言われる折り方が最も一般的ですが、シチュエーションごとに様々な折り方があります。最近ではジャケットにチーフが内蔵されているものもあるので、併せて研究してみるのも良いかと思います。

次に、秋から春になる前の季節に活躍する、マフラー。あるいはオールシーズンで活躍するストールについてです。以下、マフラー・ストール共通で説明したいと思います。

基本的に、ネクタイと同じように、赤や黄色の誘目色を選択するのがカルヴァ的には効果的です。また、季節に応じて何を巻くか考えるのも、楽しみの一つになります。例えば、春夏は幅が狭めのストールで軽さを演出し、秋冬は幅が広めのマフラー・ストールで防寒性を高めながら、重厚感を演出することができるようになります。

デザインや生地についても少し説明します。柄は無地か小さめの柄であれば、かなり幅広いコーディネートに対応できるのでおすすめです。生地の素材は、種類が色々ありますが、マフラー・ストールと接するコートやジャケットとあまりにも素材感が異なる場合、チグハグでバランスが悪く映るので要注意です。例えば、夏に使用するような薄手のストールをスーツに合わせてしまうと、変に見えてしまうということです。

マフラー・ストールの巻き方についても、ネクタイ同様、使い慣れたワンパターンの巻

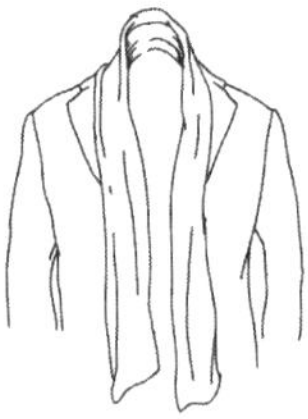
たらし巻き

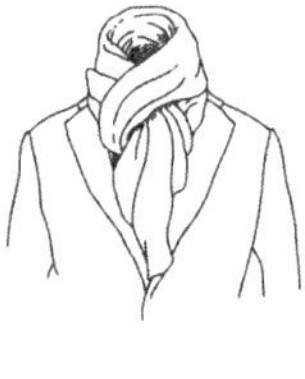
ワンループ巻き

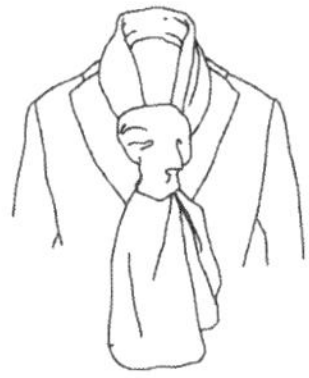
プレーンノット巻き

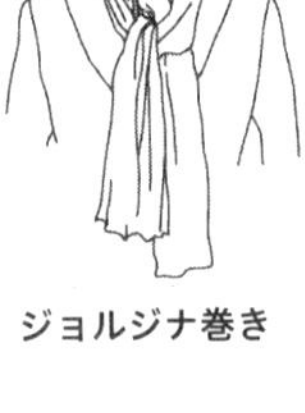
ジョルジナ巻き

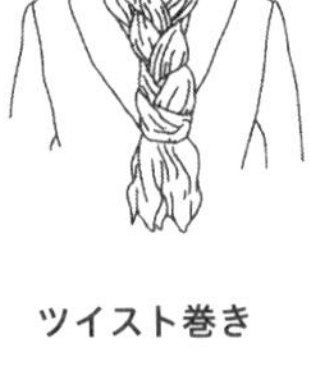
ツイスト巻き

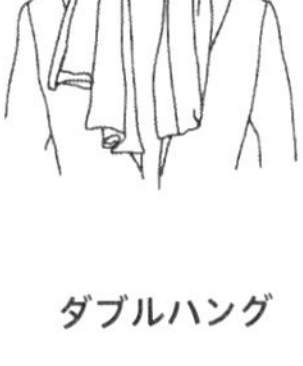
ダブルハング

き方にしている人が多いと思います。薄毛を魅せるためには、胸元にボリュームがある巻き方のほうが、パストアップ重心を下げられます。

ちなみに、巻き方は数十種類あるそうですが、ここでは「たらし巻き」、定番の「ワンループ巻」、「プレーンノット巻」、「ジョルジナ巻」、「ツイスト巻（別名：中尾彬巻き）」、「ダブルハング」という6種類を紹介します。

ハゲを着こなすポイント

❽ 実用を兼ね備えた超重要アイテム　帽子について

薄毛男性が帽子をかぶると、なぜか「帽子をかぶるから薄毛になるのだ」、あるいは「薄毛の男性に限って帽子をかぶっている」と言われ、なにかと薄毛男性と帽子の関係は常にぎこちないものであり続けてきたような気がします。

しかし、超短髪男性、もっといえばスキンヘッドスタイルの男性以上に、帽子の活躍の場はありません。スキンヘッドであれば、どんな帽子をかぶってもヘアスタイルが崩れることはありませんし、超短髪男性であれば、外出先でも軽く水かお湯で頭髪を濡らして、タオルハンカチで水分を拭き取れば、帽子で型崩れしたヘアスタイルを直すことも簡単にできるからです。

もちろん、実用面でのメリットも見逃せません。単純に超短髪やスキンヘッドスタイルは外気にさらされる面積が多いので、冬場の寒さをしのぐためにも便利です。また、夏場であれば日焼けを防いでくれ、頭皮にシミができるのを防止するはたらきがあるため、重要なアイテムになります。

顔重心コンセプトでは、第三者の目線を下げるために、眼鏡やヒゲを活用することを推奨しました。ですが、帽子があれば元々あるべきところにある髪の代わりに帽子を配置することができるので、見る側からしても安定感・安心感があります。また、丸顔や四角顔でかなり薄毛が進行している人は、帽子をかぶることで縦横比を上げることができ、バランスが整います。

本書を書くにあたって、薄毛男性たちにインタビューをしましたが、よくある困りごとに、「夏場の頭皮の日焼け」、そして「冬場の寒さ」について挙げる人が多くいました。特に外回りの営業をしている方は、夏場、かなり長時間に渡って頭皮を直射日光の下にさらすわけですから、どう考えても頭皮、頭髪を良い環境に置いているとはいえません。

とはいえ、外回りの営業時に、一体どんな帽子をかぶればいいのか分からないという方も多いと思います。欧米ならともかく、日本には、スーツに帽子をかぶるという文化・習慣がほとんど定着していないからではないでしょうか。

そこで、ＴＰＯ別に、薄毛男性におすすめの帽子をいくつか紹介します。

まずは「ハンチング帽」です。携帯性が抜群に高く、素材によってはカバンにも入れられるほどコンパクトなものもあるのが良さです。但し、カジュアルな服装やジャケットに似合いますが、キッチリとしたスーツスタイルには合わせにくいので注意してください。

夏場など、日差しの強い日に大活躍するのが「パナマハット」という麦わら帽子です。このタイプの帽子であれば、ビジネススタイル、カジュアルスタイルの両方で使えるので、1つ持っておくと重宝します。カッチリとしたビジネスの場には不向きかもしれませんが、私服でスーツを着る際に合わせると、爽やかな雰囲気を作れます。

「ボーラーハット」はトップが丸く、ツバが短い帽子で、クラシックな眼鏡との相性がすこぶる良いのが特徴です。丸い形をしているので、後述する中折れ帽に比べるとカジュアルで堅苦しくない印象を与えることができます。また、スーツスタイルに合わせると、全体をソフトに見せることができる、非常に便利なアイテムです。

「中折れ帽子」はフェルト生地でできた帽子で、頭頂部が縦に凹んでいるのが特徴です。

ネクタイをしていても様になるので、スーツスタイルでは一番おすすめできるタイプです。麻生太郎氏もこの中折れ帽子をかぶって外遊しているようです。

ということでチャートに簡単にまとめてみましたので、帽子着用を検討する際の材料にしてください。

もちろん、ここで紹介した帽子の種類はごく一部です。帽子専門店であれば、幅広い形・色・素材かららから選ぶことができるので、あまり出入りすることのない方もぜひこの機会に足を運び、自分に似合う帽子を探してみてください。

かぶり始めは、なんとなく自分に馴染んでいない

	春夏	秋冬
スーツスタイル	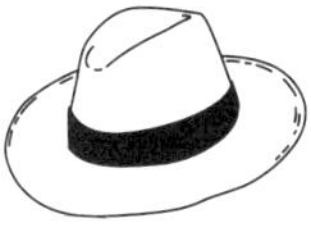 パナマハット	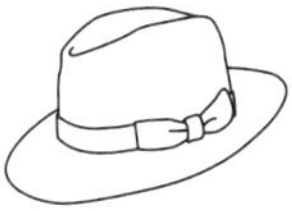 中折れ帽
ジャケットスタイル	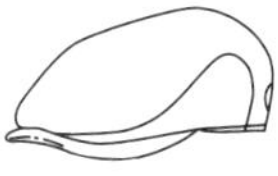 ハンチング	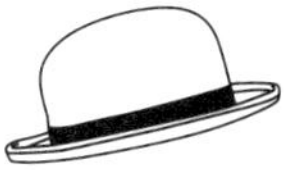 ボーラーハット

感覚があるかもしれませんが、それも最初のうちだけです。そのうち帽子が板についてきて、色々なものを試してみたくなると思います。

ハゲを着こなすポイント

❾日本のロールモデルを紹介しよう

これまで、日本においてハゲ薄毛は、「隠す」「増やす」ことが「正しい」とされてきました。

一方で、キャリアを重ねるのと同時に、変化していく外見を自らの魅力にすることで、さらにキャリアに味が出てくるような、カルヴァ的なロールモデルといえる人たちもいらっしゃいます。彼らの「魅せ方」からは、学ぶべきことが多くありますので、タイプ別に分析してみました。

▽渡辺謙タイプ

180センチを優に超える背丈、彫の深い顔立ちなど、日本人離れしている出で立ちは、やはり日本人カルヴァのお手本、目指すところという気がします。

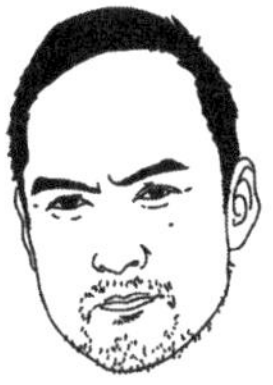

▽竹中直人タイプ

この人は、薄毛になることに悩んだことは過去にあったのだろうか？と思ってしまうくらい、超積極的に自分を肯定できているように見えるのは、大変素晴らしいです。表情豊かなのも、この人の魅力だと感じます。

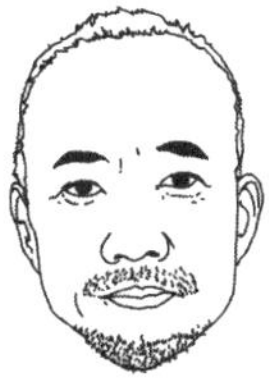

▽所ジョージタイプ

薄毛のあるべきロールモデルとして必ず登場する、金髪に染めた髪と眼鏡がトレードマークとなっています。肩の力を抜いた、良い意味での「いい加減さ」のせいでしょうか、皆さんから愛さ

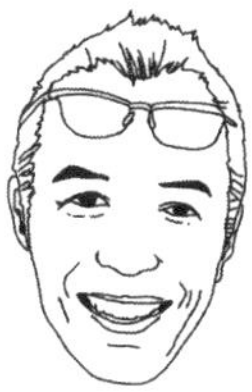

れているキャラなのではないでしょうか。

▽小堺一機タイプ

30代前半から薄毛が進行し、自虐ネタで笑いを取ることで、共演者からもイジられるキャラのようですが、無類の服好きで有名だそうです。確かに服装も大変オシャレですが、髪型も素敵です。金髪にして髪を立たせることで、縦横バランスがうまく取れています。また、丸型フレームの眼鏡を付けることで、面白く優しい印象を演出することができています。

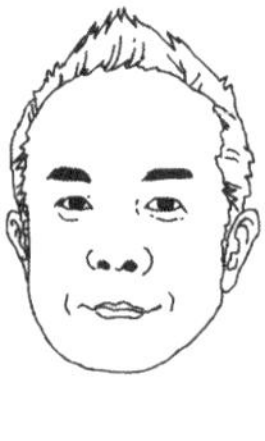

▽小日向文世タイプ

40代後半まで苦労してきたということが信じられないくらい、素敵で柔らかな笑顔をしています。清潔感があり、歳を重ねることにますます魅力が増しているのではないでしょうか。典型的な

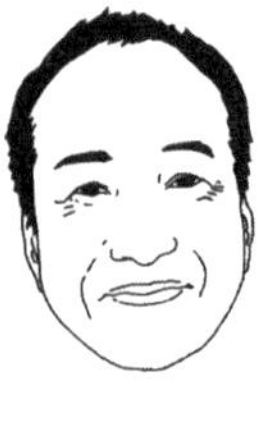

前から禿げ上がっていくタイプで、現在はオールバックスタイルですが、頭の形に髪を押さえつけるのではなく、ふんわり髪を盛り上げているので、縦横のバランスは非常に良いと思います。

▽田中要次タイプ

こわもてで一見怖そうなイメージもありますが、非常に味のある方ではないでしょうか。前頭部から薄くなるM字型のハゲ薄毛男性ですが、もともと面長なこともあり、髪を残さなくとも縦横比が理想的な方です。

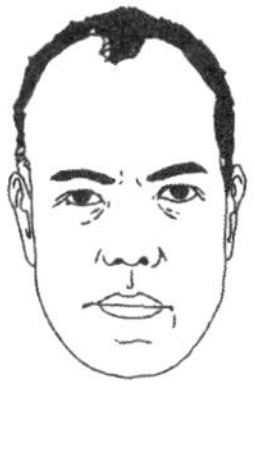

▽山田五郎タイプ

街を紹介するテレビ番組にも出演しているタレント・コラムニストですが、元出版社の編集者ということもあり、非常に広範な知識をお持ちで、理知的なところも魅力です。元々丸顔に近いで

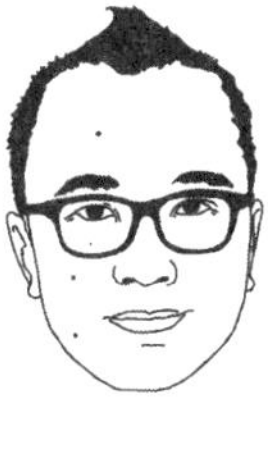

すが、頭頂部の髪を縦軸方向に立てることで縦横比を上げ、バランスのとれた髪型をしています。

▽**秋田豊タイプ**

Jリーグ鹿島アントラーズや、元日本代表のセンターバックとして活躍していた頃の姿を覚えている方も多いと思います。ヘアスタイルとしては、サイドを刈り込みながらも、頭頂部の髪を長めに残すことで、理想的な縦横比が維持できているように思えます。

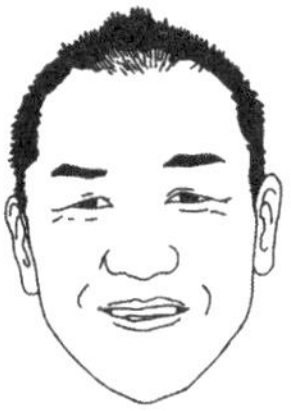

もちろん、所ジョージタイプや小堺一機タイプのように、金髪にすることで薄毛を目立たなくする技を、一般のビジネスマンがそのまま真似することはできないかもしれません。ですが、参考になるロールモデルは、この他にも実はたくさんいます。

例えば、テリー伊藤氏は、一体いくつ持っているのか？ と思うくらい、帽子や眼鏡を持っているオシャレな方ですし、以前はどちらかというと薄毛を隠すビジュアルであった高橋克実氏や、田山涼成氏も、綺麗におでこを見せはじめたことで、かえって好感度が上がっているのではないでしょうか。

かつては、ハゲ薄毛が暗黙のうちにタブー視されていたと思われる芸能界でも、少しずつではありますが、自虐ネタとして薄毛を使うのではなく、男性の一つの個性として受け容れられていると感じています。多様性という観点で、非常に望ましい状況だと思いますし、ぜひこのようなロールモデルがもっと増えることを切に願っています。

CHAPTER 6

ぼくらは「カルヴオ」を目指す

スペインの薄毛男性それはカルヴォ

弊社の社名「カルヴォ」はスペイン語・イタリア語に由来しています。スペインにおける成人男性の薄毛率は、堂々の世界第2位であることはあまり知られていないかもしれません。成人男性の約43%が薄毛であるとの調査結果が出ています。

私自身、これまで何度かスペインを訪れたことがありますが、ちょうど本書を書き出す頃に、スペインのバルセロナに1週間ほど滞在しました。

もちろん社名を「ハゲ薄毛」を意味する「カルヴォ＝calvo」にしたくらいですので、スペインに薄毛男性が相当数いることは頭の中では理解していました。しかし、これほどまでに「薄毛であることを感じさせない空気、文化」があるのかと体で感じることができました。

ビジネスマンが集まるところにも、ビールを飲み交わすようなバルにも、「ヅラ疑惑」の容疑をかけられそうな男性を見かけることは、滞在中についぞ一度もありませんでした。むしろ、薄毛であることが羞恥の対象になる日本が不思議なくらい、スペインや欧州の薄毛男性達は、薄毛という事実を受け容れ（ている様に見え）、人によってはそれを活かしたファッションをしているのです。薄毛がお笑いのネタになるのは、ひょっとしたら日本やアジア（？）だけなのかもしれません。

私がバルセロナでお茶をしていた時に近くにいたカルヴォが、紺ベースのジャケットにサックスブルーのストールを合わせるだけではなく、眼鏡フレームもブルーに合わせていて、何とも憎いコーディネートだなと感じました。眼鏡フレームの色にまでこだわっている男性は、なかなか日本では見かけることは少ないと感じます。

それではなぜ、スペインではオシャレな薄毛男性が多いのでしょうか。

その理由として、割合的に、薄毛男性とそうでない男性が同数程度存在することで、薄毛であるなしが、鼻の高低や、耳の形の違い程度にしか感じさせない「環境」があることが挙げられると思います。そのような環境の中では、絶対的に薄毛男性が存在することから、確率的にカッコいい薄毛男性が出現し、そのカッコいい薄毛男性を真似しようとする男性も現れるという「好循環」が回り続けているのではないかと考えています。

同じ「薄毛」という現象でも「環境」が異なることで、これほどまでに異なる薄毛文化、薄毛空気感が生まれることに面白さを感じています。また、他の国の薄毛文化同様に、改めて日本にも、カッコいい薄毛男性＝カルヴォ（calvo）が再生産し続ける文化を創りたいと考えるようになりました。

男性は「論理的なオシャレ」を目指そう

2001年9月に主婦と生活社より創刊された男性向けファッション雑誌『LEON（レオン）』は、バブル景気に青春時代を過ごした、中年男性（いわゆる「オヤジ」）層に購買ターゲットを絞り、「モテるオヤジ」「ちょい不良《ワル》オヤジ」のあり方を提供したという点において画期的な雑誌でした。

それまで男性ファッション雑誌というと、20～30代男性をターゲットとしていたのが主流で、「オヤジ・おっさん」は、全く放置されていたマーケットでした。が、LEONを皮切りに、続々と中年男性向けファッション誌が創刊された2000年代前半からは、週末になるとカッコよくキメたミドル・シニア世代を都市部でも目にすることが増え、「日本にもカッコいいオヤジもいるんだ」と驚き、感心し、嬉しくなったことを覚えています。

しかし、「必要なのは〝お金じゃなくてセンス〟です！」と書かれているキャッチフレーズとは裏腹に、掲載商品のほとんどが欧米ラグジュアリーブランドで、一般的なサラリーマンが揃えられるものではないのは一目瞭然です。仕事をいくら頑張っても、所得が思うように伸びない、または、家族がいれば、所得が伸びる頃には子供の教育費や住宅ローンで消えていくのが現実かと思います。

そんな中、2015年前後に『最速でおしゃれに見せる方法』を書かれたファッションバイヤー・ファッションブロガーMB氏や、『おしゃれが苦手でもセンスよく見せる最強の「服選び」』や『ユニクロ9割で超速おしゃれ』などを書かれた、スタイリストの大山旬氏のように、どんなにファッションに疎い男性に対しても分かりやすくオシャレを指南してくれる方々が現れました。

そしてそのうちに、カジュアルのオシャレだけに留まることなく、ビジネス、ひいては人生の成功には「服」に加えて「外見・見かけ」「プレゼンス」も大事だとした書籍が書店に並ぶようになりました。

この流れでのダメ押しが、2005年に『人は見た目が9割』を上梓し113万部を売り上げるベストセラーを書いた劇作家・演出家・漫画原作者の竹内一郎さんが2016年に執筆した、『結局、人は顔がすべて』という残酷極まりないタイトルの本（ただ、内容は美人やイケメンがよいという本ではなく、その人の内面は表情に出てくるということですので、お間違いなく）です。これでハゲ薄毛男性は「一体どうすりゃいいんだ…」と思わずにはいられない時勢になってきたわけです。

人の第一印象とは、相手の首から下だけでも、首から上だけでも決まるものではないと思います。個人的な感覚ですが、今あるファッション媒体、また、オシャレを指南される専門家の方々は首から下のファッションの話に終始していると感じています。人はあくまでも頭を含めた、全身から醸し出す雰囲気、空気感で判断されているのではないでしょうか。

ですので本書では、頭の話からはじまり、できるだけ論理的かつ客観的に、ハゲ薄毛をいかにして最適に「魅せる」かということについてご紹介しようとしました。検証不足な点もありますが、引き続きハゲ薄毛の魅せ方をロジカルに研究していきたいと思っています。

これから何年も隠し続けて生きていきますか ライフスタイルとしてのカルヴォ

ここまで本書ではハゲ薄毛を「魅せる」ことを中心に述べてまいりましたが、私は決してハゲ薄毛に悩む男性全員がハゲ薄毛を「魅せる」べきだと主張しているわけではないのです。あくまでも「魅せる」アプローチを選択肢の一つとして提案しているに過ぎません。

株式会社カルヴォのミッションも、このように謳っています。

私たちはコンプレックスへ抵抗するのでなく、寄り添うことを通じて、コンプレックスを持つあらゆる人々にとって居心地の良い社会を実現するつまり、コンプレックスがあったとしても居心地の良い生き方、暮らしができることが最も重要であり、コンプレックスに悩む本人はもちろんのこと、周囲の人々にとっても居心地の良い社会——そんな世界が実現できないだろうかと思いながら、日々活動をしています。

従って、薄毛に悩む本人が隠す、あるいは増やすことでコンプレックスを克服し、居心地が良いと思え、また周囲の人たちも本人に対して変な気を遣うことがなければ、それはそれで一向に構わないと考えています。コンプレックスへの対処の仕方は人それぞれだと思います。

しかし残念ながら、既存の隠す・増やす方法は対処方法として様々な点で不十分であったり、面倒であったり、見える、見えないに関わらずコストがかかり過ぎるなどのデメリットも見受けられます。こうした中で、隠す・増やす以外の方法はないだろうかと思い悩んだ結果、辿り着いたのが、あえてハゲ薄毛を論理的に「魅せる」アプローチだったわけです。

これからの時代、髪を失った男性もまるで眼鏡やネクタイのように今日はこのウィッグを付けよう、今日は地の頭を魅せようと、薄毛も自分の特徴であることを受け容れながらも、その他のファッション、魅せ方を楽しむことでより豊かなライフスタイルが送れるようになるのではないかと想像しています。

おわりに

ここまで「カルヴァの世界」をご紹介させて頂きましたが、いかがでしたでしょうか？薄毛男性を「魅せる」のはテクニック次第で何とでもなると思われた方、あるいは「それでもハゲはハゲでしょ？」と思われた方もいらっしゃるかも知れません。

日本において「恥」の文化があることを著書『菊と刀』の中で指摘したのは、第二次世界大戦中に日本人の気質や行動を研究した文化人類学者のルース・ベネディクト女史でした。それから約70年以上が経過した中で日本人の恥に対する感覚、感性は大きく様変わりしてきたと感じます。

電車の中で他人の視線を全く気にすることなく座席で化粧を黙々とこなす女性たち。疲れた体を休めるためか扉付近に座り込む若い男性たち。電車が遅れたことに腹を立て、大声で駅員をどなりつける中年の男たち。

戦中、戦後の日本でこのような光景は見られたのでしょうか？　私は恐らく70年以上の時を経て、日本人の「恥」に対しての感度は大きく変化してきたのだろうと推察します。それなのにもかかわらず、なぜか「ハゲ薄毛」という事象に対しては相も変わらず「恥」であることがそのまま放置され続けているのは、何とも不思議な現象だと思いませんか？

私は本書でここまで「ハゲ薄毛」を武器に変える方法として、主に「外見」にかかわるテクニックを中心に説明してきました。しかしながら、真のカルヴァの境地に達するには「内面」、つまり中身を磨くことも「外見」を良くするのと同じか、それ以上に大事なことだと思っています。ちょうどクルマの両輪のような関係と言えるかもしれません。

今や、スダレハゲを辞めてしまった私ですが、自らの過去を振り返ってみると、もし周りにファッションや生き方の参考になるカッコいいハゲがいてくれたら、あるいはベンチマークになるような先輩や同僚がいてくれたら、隠す、増やすという行為に長期間に渡って執着することなく、もっと早いタイミングに外見的にも内面的にもカミングアウトできたかもしれないと思っています。

確かに渡辺謙さんといった、日本人の有名人の中でもカッコいいハゲ薄毛男性はいらっしゃいますが、果たして参考になると言えるでしょうか？　また、巷に溢れかえる男性誌を見てみても、日本人のハゲ薄毛のモデルはほとんど目にすることはありません。日本人の成人男性の1／4以上が薄毛であるのにもかかわらずです。

昨今、男性のファッションについての書籍も数多く出版されていますが、これらは、ハゲ薄毛男性に対して全体最適なスタイルを提示してくれているわけではないと考えています。

また、精神論で「ハゲは悪くない、ポジティブなハゲになりましょう」と謳っているものも目にしますが、これでは解決案を提示したことにはならないと感じます。隠そう、増やそうと必死にもがいている男性に対しては少々乱暴すぎる提案なのではないかと思うのです。

これまで薄毛男性に対して、隠す・増やす以外の選択肢が提示されてこなかった背景としては、日本にハゲ薄毛は隠すべき・増やすべきという価値観の刷り込みがあったのではないか？というのは冒頭にも指摘しました。が、一方で、日本の街中を見渡すと確かに薄毛をオシャレに使いこなす・着こなす術を会得した薄毛男性を、少なからず見かける機会が増えてきたように思います。私から見ると、彼らは試行錯誤を重ね、また経験を重ねる中で薄毛を一つの個性として活かす方法を会得していったのではないでしょうか。しかしながら、その方法はどこにも「見える化」されていません。であれば、同じ薄毛で悩んだ私がそういう彼らを観察する中で、また自身が経験を通じて得たものをまとめることによって隠す・増やすを「あえて」選ばない薄毛男性諸氏に対して何らかのヒントを提示できるのではないかと考えたわけです。

幸か不幸か私は、理容・美容業界の出身者でも、アパレル業界の出身者でも、眼鏡や帽子の業界出身者でもありません。また、薄毛を科学する皮膚科医でも、薄毛男性の心の内を分析する心理学者でも、薄毛が対人関係に及ぼす影響について研究する社会学者でもありません。20年以上メーカー勤務のサラリーマンとして勤務した後に起業した、薄毛本人でしかありません。

しかし薄毛という問題が実に多くの側面を持つイシューであることについては、皆さんがここまで読み進む中でご理解頂けたかと思います。このような多面的な薄毛問題に対して新しい価値観を提示するには、どうしても業界という境界を越えて、様々なノウハウや経験値を「統合する」作業が必要になります。もちろん、いち薄毛本人が提示したものですので、どうしてもその道の専門家視点で見れば、本書で提示したものは必要十分な内容ではないかもしれません。また私の誤解に基づいた誤った記述もあるかもしれません。この点についてはこの場をお借りしてご了承頂きたいと思うのと同時に、引き続き内容のブラッシュアップに努めていきたいと思っています。

ここまで読んで下さり本当にありがとうございました。もし本書が、ハゲ薄毛に悩む男性の方々に少しでも光を差し込む機会になるのであれば、また、周囲にいらっしゃる方々にとって、ハゲ薄毛男性の気持ち、ハゲ薄毛がなぜ恥ずかしいのかについてご理解が深まったのであれば、筆者としてこれ以上嬉しいことはありません。

撮影協力
大阪府理容生活衛生同業組合青年部（B.B.Guild）の皆様
KOYA WORKS　久保佳正様
株式会社ベイクルーズ　杉岡伸彦様

参考文献

青木一郎（2015）『40歳からのモテる技術』PHP文庫
アンドレ、クリストフ（2008）『自己評価メソッド－自分とうまくつきあうための心理学』（高野優訳）紀伊國屋書店
MB（2015）『最速でおしゃれに見せる方法』扶桑社
大塚常好（2016）「なぜ、外見で生涯年収が4760万増えるか－見た目「上位」の人は年収17％増」〈http://president.jp/articles/-/22211〉
大場かなこ（1994）『ハダ色の人生－頭髪が薄い、ただそれだけで多感な人生を送った男たちの証言集』扶桑社
大山旬（2016）『おしゃれが苦手でもセンスよく見せる最強の「服選び」』大和書房
大山旬（2017）『ユニクロ9割で超速おしゃれ』大和書房
河合隼雄（2017）『無意識の構造－改版』中公新書
作田啓一（1967）『恥の文化再考』筑摩書房
佐藤昭男（2009）『なぜグリーン車にはハゲが多いのか』幻冬舎新書
ステン、カート（2017）『毛の人類史－なぜ人に毛は必要なのか』（藤井美佐子訳）太田出版
クルティーヌ、ジャン＝ジャック（2017）『男らしさの歴史Ⅲ－男らしさの危機？20～21世紀』（岑村傑監訳）藤原書店
ゴッフマン、アーヴィング（2001）『スティグマの社会学－烙印を押されたアイデンティティ』（石黒毅訳）せりか書房
須長史生（1995）『ハゲを生きる－外見と男らしさの社会学』勁草書房
双田譲治（2005）『育毛物語－実録潜入ルポ』コモンズ
竹内一郎（2005）『人は見た目が9割』新潮新書
竹内一郎（2016）『結局、人は顔がすべて』朝日新書

武田砂鉄（2017）『コンプレックス文化論』文藝春秋
田中ひかる（2013）『生理用品の社会史―タブーから一大ビジネスへ』ミネルヴァ書房
藤裕美（2016）『あなたの眼鏡はここが間違っている―人生にもビジネスにも効く眼鏡の見つけ方教えます』講談社
ハーキン、ジェームズ（2013）『ニッチ―新しい市場の生態系にどう適応するか』（花塚恵訳）東洋経済新報社
博報堂行動デザイン研究所・國田圭作（2016）『人を動かすマーケティングの新戦略「行動デザイン」の教科書』すばる舎
ハマーメッシュ、ダニエル・S（2015）『美貌格差―生まれつき不平等の経済学』（望月衛訳）東洋経済新報社
樋口匡貴（2005）『恥の発生―対処過程に関する社会心理学的研究』北大路書房
藤田慎一（2005）『ぼくらはみんなハゲている』太田出版
ベネディクト、ルース（2008）『菊と刀』（角田安正訳）光文社文庫
丸山ゆ利絵（2015）『「一流の存在感」がある人の振る舞いのルール』日本実業出版社
Mannes, Albert E. (2012) "Shorn Scalps and Perceptions of Male Dominance" Social Psychological and Personality Science, 4(2): 198-205.
水野敬也（2013）『LOVE理論』（文響社）
三宅秀道（2012）『新しい市場のつくりかた』東洋経済新報社
森川和則（2012）「顔と身体に関連する形状と大きさの錯視研究の新展開：化粧錯視と服装錯視」、『心理学評論』55（3）pp.348-361、心理学評論刊行会
森正文（2013）『ハゲに悩む―劣等感の社会史』ちくま新書
山田昌弘（2016）『モテる構造―男と女の社会学』ちくま新書
ラッセル、バートランド（1991）『ラッセル幸福論』（安藤貞雄訳）岩波文庫
ロード、デボラ・L（2012）『キレイならいいのか―ビューティ・バイアス』（栗原泉訳）亜紀書房

謝辞

本書を制作するにあたり、ご協力頂いた方々をご紹介いたします。

本書の企画を下さったＷＡＶＥ出版社長の玉越直人さん、吉嶺菜穂さん。私の読みにくい原稿を読みやすく、そして分かりやすく編集頂いた上に、一生のうちに一冊は本を世に送り出したいという私の夢を叶えて頂きました。

神戸大学大学院経営学研究科専門職大学院（社会人ＭＢＡプログラム）の先生の皆様、また、前田智哉さん、船越多枝さん、小谷健太郎さん、小林竜介さん、山本桂司さん、亥角稔久さん、釜平雅史さんら同級生、同窓生の皆様。私の個人的な問題意識から始まったテーマプロジェクト研究がこんな形で結実しました。

大阪府理容生活衛生同業組合、同組合青年部（B.B.Guild）の皆様。モデルのカットに力を貸して頂いたお蔭で非常に分かりやすい説明にすることが出来ました。ありがとうございました。

大阪大学大学院人間科学研究科教授の森川和則先生、上智大学総合人間科学部心理学科教授の樋口匡貴先生、昭和大学准教授の須長史生先生、株式会社ベイクルーズの杉岡伸彦さん、博報堂行動デザイン研究所所長の國田圭作さん、理容室カットワークスの山本剛司さん、MyMentor主宰の中尾康仁さん、井上会計事務所の楊孝樹さん、弁理士の小野曜さん、プレゼンスコンサルタント®の丸山ゆ利絵さん、カラーコンサルタントの青柳彩子さん。普段より各領域の専門家として多くのアドバイスを惜しみなく下さることに感謝しています。

本書のタイトルを決めるに当たり迷走していた中でアドバイスを下さった、株式会社ラウツマの松浦隆さん。創業時から今に至るまでサポーターとして応援頂いている、森永製菓株式会社の長田綾子さん、高橋慎吾さん、株式会社ハチたまの堀宏冶さん。いきなりのメッセージであってもすぐにレスポンスを頂けるのを本当に有難く思っております。

創業したばかりの苦しい時期から惜しみなく力を貸して下さる、PineWestの小西英世さん、KOYA WORKSのフォトグラファーの久保佳正さん、豊中商工会議所の吉田哲平さん。創業当初よりモデルや協力者としてご参画頂いている瀧本英明さん、吉川翔さん、藤平誠さん、梅川福寿さん、赤川裕紀さん、杉山良子さん。そして、いつでも応援してくれている、家族、両親、妻・久実子にも感謝の気持ちを伝えたいと思います。社会人ＭＢＡプログラム時代から私の伴走者であり続けてくれている、奥田良太さんにはいくら感謝してもしきれないくらいの気持ちで一杯です。

ここに書き切れないくらいの方々にサポート頂いておりますことに、心から感謝申し上げます。
本当にありがとうございました。

松本圭司（まつもと・けいじ）

1973年生まれ。神戸市出身。
隠す・増やすを超えた第３の選択肢「魅せる」を提案し、薄毛男性の人生を変えることを目的に活動する”株式会社カルヴォ”の代表取締役。多くの薄毛男性へのインタビューや「顔重心コンセプト」等を通じて、薄毛男性をオシャレに魅せる研究を行っている。

慶応義塾大学環境情報学部（SFC）卒業、神戸大学大学院経営学研究科専門職大学院課程修了（MBA）。日系メーカー３社で勤務。

在職中、自身が経験したハゲ薄毛の悩みを解決する方法を探すため、神戸大学MBAプログラムにて「ハゲ」をはじめとした「恥」をいかにしてビジネスにするかについて、アカデミックに研究。研究成果は学内にて最優秀賞を獲得。その後、ハゲ薄毛を隠す・増やす手段以外で解決することを目的とした事業案で、森永製菓主催のビジネスプランコンテストに入賞したことをきっかけに2016年8月、株式会社カルヴォを設立。現在に至る。

株式会社カルヴォ
薄毛に悩む男性に対して、隠す・増やすを超えた第3の選択肢「魅せる」ことを通じて自信を持って頂き、より豊かなライフスタイルを実現するサービスを展開することを目的に2016年8月に設立された関西発ベンチャー企業。従来、本人のセンスや経験に依存しがちであった薄毛男性の魅せ方の理論を確立すべく大阪大学との共同研究を推進中。
https://www.calvo.life/

ハゲを着こなす～悩みを武器にして人生を変える方法～

2018年4月18日　第1版第1刷発行

著　者　松本圭司
発行者　玉越直人
発行所　WAVE出版
〒102-0074　東京都千代田区九段南3-9-12
TEL：03-3261-3713　FAX：03-3261-3823
Email:info@wave-publishers.co.jp
http://www.wave-publishers.co.jp

印刷・製本　シナノパブリッシングプレス

NDC916 192p 19cm
ISBN 978-4-86621-137-4